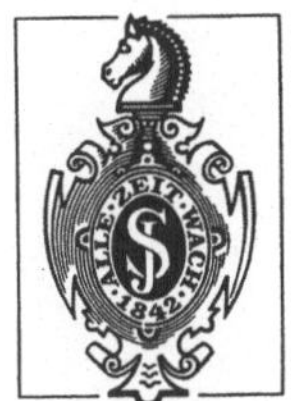

H. Bismuth   D. Castaing

Intraoperative Sonographie der Leber und der Gallenwege

Deutsche Übersetzung
Christian Kujat

Mit 69 Abbildungen

Springer-Verlag
Berlin Heidelberg New York
London Paris Tokyo

Professor Dr. Henri Bismuth
Professor Dr. Denis Castaing
Unité de Chirurgie Hépato-biliaire
et Département de Chirurgie Expérimentale
Hôpital Paul Brousse
et Université Paris-Sud
UER médicale Kremlin Bicêtre
F-94800 Villejuif

Übersetzer:
Dr. Christian Kujat
Rötebuckweg 9
D-7800 Freiburg

Titel der französischen Originalausgabe:
Bismuth/Castaing, Echographie per-operative du foie et des voies biliaires
© 1985 by Flammarion Paris, France
ISBN-13: 978-3-540-17090-7

ISBN-13: 978-3-540-17090-7   e-ISBN-13: 978-3-642-71595-2
DOI: 10.1007/978-3-642-71595-2

CIP-Kurztitelaufnahme der Deutschen Bibliothek
Bismuth, Henri:
Intraoperative Sonographie der Leber
und der Gallenwege / H. Bismuth; D. Castaing.
[Übers.: Christian Kujat]. – Berlin;
Heidelberg; New York; London; Paris;
Tokyo: Springer, 1987.
  Einheitssacht.: Echographie per-operative
  du foie et des voies biliaires <dt.>
  ISBN 3-540-17090-1 (Berlin...)
  ISBN 0-387-17090-1 (New York...)
NE: Castaing, Denis   .

Satz und Druck: Petersche Druckerei GmbH & Co. Offset KG, 8803 Rothenburg ob der Tauber
Bindearbeiten: Konrad Triltsch, Graphischer Betrieb, 8700 Würzburg
2121/3130-543210

Inhaltsverzeichnis

Einleitung

Die intraoperative Sonographie stellt die Anwendung sonographischer Techniken während eines chirurgischen Eingriffs dar, wobei die Schallsonde direkt auf ein Organ aufgesetzt wird. Sie existiert seit mehr als 20 Jahren. Erste Erfahrungen mit dieser Technik wurden zu Beginn der 60er Jahre in der Urologie [15] und in der Gallenwegschirurgie [7, 8, 9] gewonnen. Die Bedeutung der Methode war allerdings durch technische Schwierigkeiten und Interpretationsprobleme begrenzt, da es sich noch um das A-Verfahren handelte.

Das Ziel der intraoperativen Sonographie ist es — wenigstens theoretisch —, bestimmte Fragen zu beantworten, die jeder Chirurg sich stellt, wenn er ein intaktes Organ vor sich hat, das eine Läsion enthält, die er selektiv zu behandeln sucht:

— Um was für eine Läsion handelt es sich?
— Wo ist die Läsion exakt lokalisiert?
— Wo liegt der günstigste Zugang der Läsion, d.h. wo wird durch die Operation die Vaskularisation des Organs am wenigsten geschädigt?

Nach der Entwicklung der neueren sonographischen Technologien (B-mode, Real-time-Verfahren), durch die sich die makroskopische Morphologie als Schnittbild exakt wiedergeben läßt, hat die intraoperative Sonographie einen enormen Aufschwung genommen, zunächst in der Urologie [1, 6], dann mit den Arbeiten von Lane [10, 11] und Sigel [16] in der Gallenwegschirurgie, danach mit Makuuchi und Hasegawa [13] in der Leberchirurgie, später in der Pankreaschirurgie — dort besonders in der Lokalisation kleiner Tumoren durch Lane [12] und Chapuis [4] — und schließlich in vielen anderen chirurgischen Gebieten [2, 5, 14, 17].

Dieses Buch ist das Ergebnis einer mehr als 2jährigen Erfahrung mit intraoperativer Sonographie [3]. Unser Team besteht aus Chirurgen, die vorwiegend Leber- und Gallenwegsoperationen durchführen (H. Bismuth, D. Castaing und D. Houssin) und einem Ultraschallspezialisten (F. Kunstlinger), der zumindest zu Beginn einen wesentlichen Beitrag zur Entwicklung des Verfahrens geleistet hat. Das Buch wendet sich an alle, die an der intraoperativen Sonographie der Leber und Gallenwege interessiert sind. Der Schwerpunkt des Werkes liegt daher auf der Beschreibung der praktischen Anwendung.

Das Buch hat 3 Abschnitte: intraoperative Sonographie in der Leberchirurgie, in der Gallenwegschirurgie und in der chirurgischen Therapie der portalen Hypertension. Die intraoperative Sonographie des Pankreas wurde nicht berücksichtigt, obwohl auch hier in Zukunft wesentliche Fortschritte zu erwarten sind. Der Grund liegt in unserer begrenzten praktischen Erfahrung mit der intraoperativen Pankreassonographie.

Jedem Kapitel ist eine kurze anatomische Vorbemerkung vorangestellt, die vom Standpunkt der intraoperativen Sonographie von Bedeutung erscheint. Anschließend werden in jedem Kapitel die Grundzüge der sonographischen Symptomatologie dargestellt, die für das Verständnis der folgenden Abschnitte Voraussetzung sind. Die Betonung liegt jedoch in jedem Kapitel auf der Darstellung der praktischen Anwendung der Methode. Jedem sonographischen Bild sind 2 Schemata zugeordnet:

— Das 1. Schema zeigt die Position des Schallkopfes von ventral und von lateral.
— Das 2. Schema stellt ein Diagramm der sonographischen Abbildung dar. Dabei

sind echoreiche Areale hell abgebildet, echoarme Areale dunkel. In diesem Schema sind immer nur die aktuell interessierenden Strukturen dargestellt.

Literatur

1. Andaloro VA, Schor M, Marangola JP (1976) Intraoperative localization of renal calculs using ultrasound. J Urol 116:92–93
2. Belghiti J, Menu Y, Nahum H, et al (1984) Apport de l'echographie per-opératoire dans la chirurgie des tumeurs du foie. Presse Med 13: 1839–1841
3. Bismuth H, Castaing D, Kunstlinger F (1984) L'échographie per-opératoire en chirurgie hépatobiliaire. Presse Med 13:1819–1822
4. Chapuis Y, Hernigou A, Poirier A, et al (1983) Détection échographique en temps réel peropératoire d'un insulinome pancréatique. Presse Med 12:2535–2536
5. Chapuis Y, Hernigou A, Plainfosse MC, et al (1984) Exemples d'application de l'ultrasonographie temps réel per-opératoire en chirurgie endocrinienne. Chirurgie 110:97–104
6. Cook UH, Lytton B (1977) Intraoperative localization of renal calculi during nephrolithothomy by ultrasound scanning. J Urol 117:543–546
7. Eiseman B, Greenlaw RH, Gallagher JG (1965) Localization of common duct stones by ultrasound. Arch Surg 91:195–199
8. Hayaski S, Wagai T, Miyazawa R (1962) Ultrasonic diagnosis of breast tumour and cholelithiasis. West J Surg Obstet Gynecol 70:34–36
9. Knight PR, Newell JA (1963) Operative use of ultrasonics in cholelithiasis. Lancet i:1023–1025
10. Lane RJ, Crocker EF (1979) Operative ultrasonic bile duct scanning. Anat NZJ Surg 49:454–458
11. Lane RJ, Glazer G (1980) Intraoperative B-mode ultrasound scanning of the extrahepatic biliary tree and pancreas. Lancet i:334–337
12. Lane RJ, Coupland GAE (1982) Operative ultrasonic features of insulinomas. Am J Surg 144: 595–597
13. Makuuchi M, Hasegawa H, Yamazaki S (1981) Intraoperative ultrasonic examination for hepatectomy. Jap J Clin Oncol 11:367–389
14. Plainfosse MC, Merran S (1983) Intraoperative abdominal ultrasound. Radiology 147:829–833
15. Schlebel JO, Diggdon P, Cuellar J (1961) The use of ultrasound for localizing renal calculi. J Urol 86:367–369
16. Sigel B, Spigos DG, Donahue PE, et al (1979) Intraoperative ultrasonic visualisation of biliary calculi. Curr Surg 36:158–159
17. Sigel B (1982) Operative ultrasonography. Lea and Febiger, Philadelphia

1 Allgemeines

Wie entsteht ein sonographisches Bild?

Beim Schall handelt es sich um Druckwellen, die sich mit einer bestimmten Geschwindigkeit fortbewegen. Die Ausbreitungsgeschwindigkeit hängt von den Schalleigenschaften des Mediums ab. Schallwellen haben eine für die Anwendung in der Medizin fundamentale Eigenschaft: An Hindernissen (Grenzflächen) zwischen 2 Medien mit unterschiedlichen Schalleigenschaften werden sie reflektiert. Die reflektierten Schallwellen (Echos) können registriert und abgebildet werden.

Beim Ultraschall handelt es sich um Schallwellen, die mehr als 15000 Schwingungen/s ausführen (15000 Hz), und die daher nicht hörbar sind. Die zur Sonographie des Abdomens verwendeten Schallwellen haben eine Frequenz von $2\text{--}10 \times 10^6$ Hz (2–10 MHz).

Die Wahl der Schallfrequenz ist nicht willkürlich. Sie hängt von mehreren Faktoren ab:

— Angestrebt wird die beste Bildauflösung, d.h. die getrennte Darstellung von Details mit geringstem Abstand. (Aus physikalischen Gründen kann man erwarten, daß 2 Strukturen im Abstand des Mehrfachen der Wellenlänge der verwendeten Schallsonde getrennt abgebildet werden können. Bei 3 MHz beträgt das Auflösungsvermögen z.B. in Wasser 0,5 mm.) Man versucht also stets, die geringste Wellenlänge zu benutzen, oder (was das gleiche ist, da sie sich reziprok verhalten) die größtmögliche Schallfrequenz.
— Die Eindringtiefe des Schalls muß ausreichend sein. Eine höhere Frequenz führt zu einer stärkeren Absorption der Schallenergie durch das Medium, d.h., es

kommt zu einem Energieverlust, der um so größer ist, je höher die Frequenz ist. Mit anderen Worten: Je höher die verwendete Schallfrequenz, desto geringer die Eindringtiefe des Schalls.

Eine gute Schallsonde muß also einen Kompromiß zwischen diesen beiden gegensätzlichen Faktoren eingehen. Für die intraoperative Sonographie, bei der der Schallkopf direkt auf das zu untersuchende Organ gesetzt wird, ist die Eindringtiefe nicht so wichtig wie für die perkutane Sonographie, bei der die Dicke der Bauchwand eine Rolle spielt. Die in der intraoperativen Sonographie verwendeten Frequenzen liegen also höher.

Die Schallsonde ist Sender und Empfänger für die Schallwellen. Sie wird direkt auf das zu untersuchende Organ gesetzt. Mit Hilfe von piezoelektrischen keramischen Elementen sendet sie einen ganz kurzen Schallimpuls aus. Danach arbeitet die Schallsonde als Empfänger. Sie nimmt die reflektierten Echos auf und wandelt sie in elektrische Signale um, die in Form von Leuchtpunkten auf einem Bildschirm sichtbar gemacht werden können. Die Position dieser Leuchtpunkte ist abhängig von der zwischen Emission und Rezeption des Schalls verstrichenen Zeit, d.h., bei gleichförmiger Schallleitungsgeschwindigkeit ist die Position der Leuchtpunkte abhängig von der Entfernung zwischen Schallsonde und reflektierender Struktur. Die Helligkeit des Leuchtpunktes auf dem Bildschirm, die von weiß über zahlreiche Grautöne bis schwarz reicht (Grauwertskala), ist abhängig von der Amplitude des Echos, die wiederum ein Maß für die Stärke der Schallreflexion ist. Dieses Verfahren wird als B-Verfahren bezeichnet.

4

Um ein Bild von der untersuchten Schnittebene zu erhalten, gibt es 2 Möglichkeiten: Einerseits kann die Schallsonde manuell bewegt werden. Das Bild wird Linie für Linie zusammengesetzt (was einige Zeit dauert) und bleibt fix (Compoundverfahren). Andererseits kann eine Schallsonde aus zahlreichen nebeneinander liegenden Schallelementen aufgebaut sein, die sehr rasch hintereinander, elektronisch gesteuert, zyklisch aktiviert werden können, so daß das Bild sehr rasch immer wieder von neuem aufgebaut wird. Dadurch entsteht der Eindruck eines bewegten Bildes (Real-time-Sonographie).

Für das Real-time-Verfahren gibt es 2 Arten von Schallsonden:

1. Die Schallelemente liegen nebeneinander, so daß das erzeugte Bild aus parallelen Linien besteht. Das Verfahren hat den Nachteil, daß eine Abbildung nur bei ausreichend großem Schallfenster möglich ist (Linearscan).

2. Die Schallelemente sind so angeordnet, daß die zugehörigen Schallstrahlen leicht divergieren. Gelegentlich wird statt dessen lediglich ein um eine Achse rotierendes Schallelement verwendet. Das erzeugte Bild besteht in beiden Fällen aus divergierenden Linien, so daß ein Sektor abgebildet wird, der in Schallsondennähe schmal, in der Tiefe breit ist. Diese Schallsonden sind auch bei kleinem Schallfenstern verwendbar (Sektorscan).

In beiden Fällen entspricht das erzeugte Bild einer „Schnittebene". Das Bild läßt sich auf einer Kathodenstrahlröhre (Bildschirm) darstellen. Es kann durch verschiedene Verfahren (Polaroid, Multiformatkamera, Kleinbildkamera, Magnetband (Video) oder Thermoschreiber) fixiert werden. Konventionell werden die Echos weiß auf schwarzem Grund abgebildet. Der obere Rand des Bildes entspricht den schallsondennahe liegenden Abschnitten, der untere Bildrand den schallsondenfern liegenden Strukturen. Links im Bild werden im Sagittalschnitt die kranialen Strukturen des Patienten abgebildet, im Transversalschnitt die anatomisch rechts gelegenen Strukturen (Abb. 1).

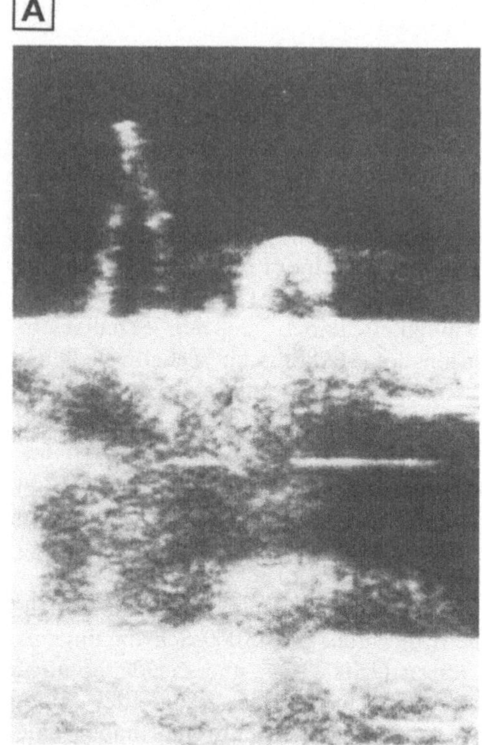

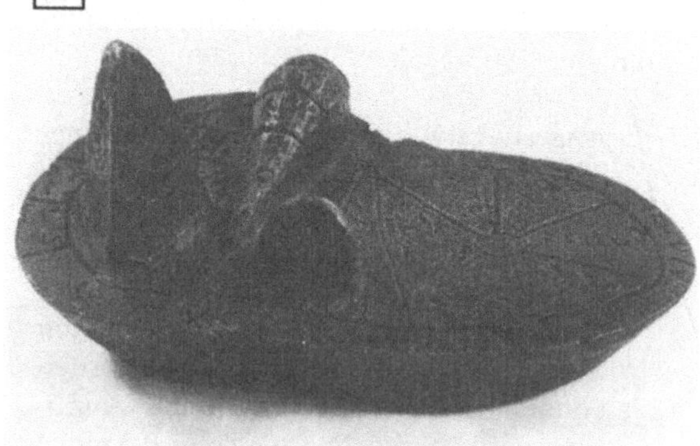

Abb. 1. A Das sonographische Bild ist nicht mit einer fotografischen Wiedergabe zu vergleichen: Nur an den Grenzflächen von Medien mit unterschiedlichen Schalleigenschaften kommt es zur Schallreflexion, die einerseits von der Form, andererseits vom akustischen Impedanzsprung abhängt. **B** Bei dieser Abbildung handelt es sich um eine mehr als 2000 Jahre alte, etruskische Plastik, die Leber von Piacenza

Einstellung des Sonographiegerätes

Verstärkung

Abhängig von der Frequenz der verwendeten Schallwellen und den Schalleigenschaften des untersuchten Gewebes nimmt die Intensität der Schallwellen mit zunehmender Eindringtiefe ab. (Sie verlieren ihre Energie abhängig von der Dichte des Gewebes.) Daraus resultiert eine Bildhelligkeit, die in der Tiefe geringer ist als an der Oberfläche. Man bezeichnet das Phänomen als Schallabschwächung. Um diesen Nachteil auszugleichen, besitzen die modernen Schallgeräte ein mehr oder weniger komplexes Reglersystem, das allgemein als „Verstärkung" bezeichnet wird: Ein Gerät hat entweder 3 oder 4 Verstärkungsregler (Gesamtverstärkung, Nahverstärkung, Tiefenverstärkung und Neigung der Verstärkungskurve) oder aber eine Vielzahl von Schiebern und Reglern, die den Eindruck einer kontinuierlichen Modifikationsmöglichkeit der Verstärkungskurve erwecken. Um aussagekräftige Abbildungen zu erhalten, kann die Bedeutung der Verstärkungsregler nicht überschätzt werden: Mit einem gut eingestellten Schallgerät muß ein gleichförmig strukturiertes Organ auf der Abbildung unabhängig von der Eindringtiefe eine gleichförmige Struktur aufweisen (Abb. 2) (Tiefenausgleich).

Wenn der Schallstrahl eine nicht reflektierende, nicht schallabschwächende (liquide) Struktur trifft, die von normalem schallabschwächendem Parenchym umgeben ist, so wird aufgrund des Tiefenausgleichs das Parenchym unabhängig von der Eindringtiefe gleichförmig dargestellt. Hinter der liquiden Struktur ist die Parenchymstruktur aber aufgrund der fehlenden Schallabschwächung intensiver. Man bezeichnet dieses Phänomen als dorsale Schallverstärkung.

An einer Grenzfläche zwischen 2 Geweben mit unterschiedlichen akustischen Eigenschaften tritt nicht nur eine Reflexion auf, sondern — da die Grenzfläche praktisch nie völlig senkrecht zum Schallstrahl steht — auch eine Brechung. Während ein reflektierter Schallstrahl parallel zum ausgesandten Schallstrahl verläuft und vom Schallelement

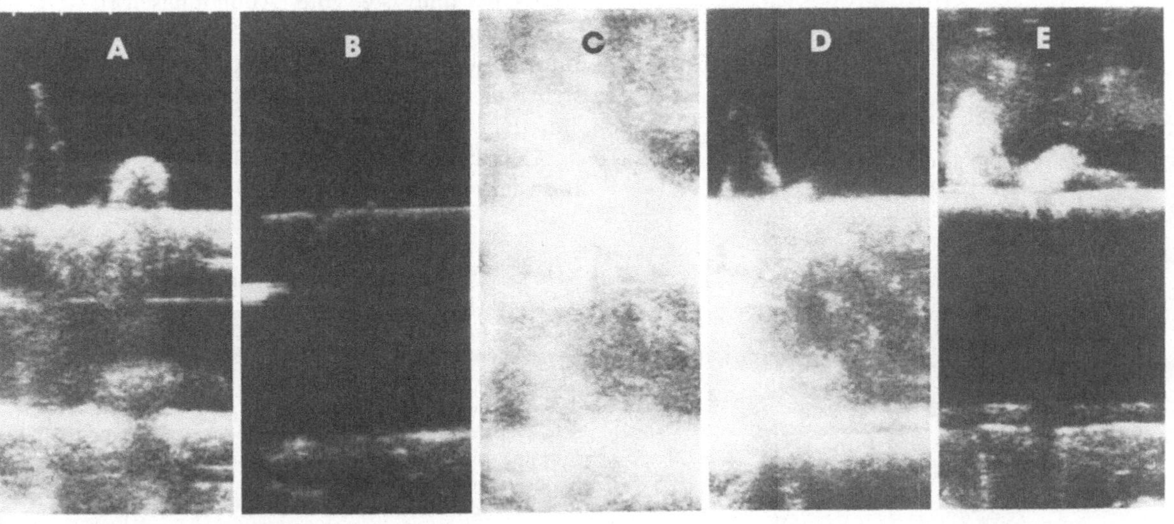

Abb. 2 A–E. Durch die Verstärkungsregler des Sonographieapparates ist es möglich, eine gleichmäßige Grauwertdichte auf dem gesamten Bild zu erreichen (**A**). Die Abb. 2B ist mit zu geringer Gesamtverstärkung aufgenommen, so daß keine Details erkennbar sind. **C** Die Gesamtverstärkung ist zu stark, so daß zusätzliche Echos auftreten, die das Objekt völlig überlagern. **D** Die Tiefenverstärkung im Vergleich zur Nahfeldverstärkung ist zu stark; **E** hier ist die Nahfeldverstärkung zu stark. In beiden Fällen weisen die Abbildungen einen ungleichmäßigen Echobesatz auf

6

registriert werden kann, verläuft ein gebrochener Schallstrahl divergierend im Verhältnis zum ausgesandten Schallstrahl, so daß er vom Schallelement nicht registriert werden kann. Hinter jedem kräftigen Echo beobachtet man daher eine Schallabschwächung, die bis zur völligen Unterbrechung der Schallausbreitung geht. Man bezeichnet die fehlende Schallausbreitung als Schallauslöschung oder als Schallschatten. Er tritt auf, wenn der Schallstrahl auf Luft, Barium oder kalkhaltige Strukturen, z.B. Knochen oder Gallensteine (Abb. 3) trifft.

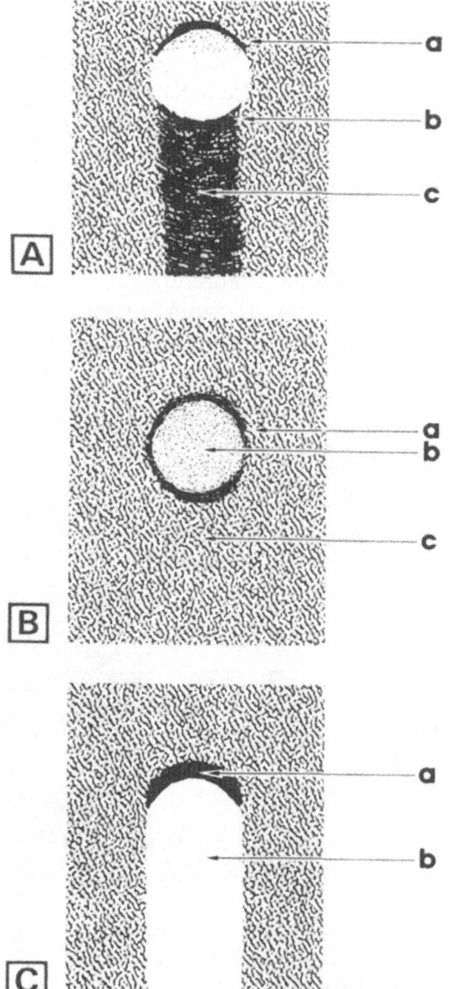

Fokussierung

Die Tiefenauflösung (entlang des Schallstrahls) ist abhängig von der Wellenlänge des verwendeten Schalls. Die laterale Auflösung (senkrecht zum Schallstrahl) ist dagegen proportional zur Dicke des Schallstrahls. Es ist daher sinnvoll, eine Art „akustischer Linse" zu verwenden, durch die der Schallstrahl zusammengedrängt wird. Man bezeichnet diese Vorrichtung als Fokussierung.

Normalerweise kann die Fokussierung in 3 Stufen (nah, mittel, fern) geregelt werden. Je nach der Entfernung des Objektes vom Schallkopf läßt sich der Schallstrahl in der richtigen Tiefe fokussieren.

Alle anderen Reglermöglichkeiten haben für die intraoperative Sonographie keine praktische Bedeutung und können hier vernachlässigt werden.

Welche Ausrüstung wird benötigt?

Die verwendete Ausrüstung muß einerseits einfach und praktisch zu bedienen sein, andererseits muß sie gute Abbildungseigenschaften aufweisen, damit ein Maximum an Information möglich ist. Die Ausrüstung besteht aus 3 voneinander unabhängigen Teilen, dem Schallgerät, der Schallsonde und der Zusatzausrüstung für Punktionen und Biopsien.

◄ **Abb. 3A–C.** Sonographische Grundelemente: **A** Echofreie (liquide) Struktur: Die schallkopfnahe Begrenzung *(a)* ist im Gegensatz zu den seitlichen Begrenzungen erkennbar. Hinter der schallkopffernen Begrenzung *(b)* ist der Schallstrahl im Vergleich zum daneben liegenden Parenchym verstärkt („dorsale Schallverstärkung") *(c)*. Bei zu großer Gesamtverstärkung sind innerhalb der echofreien Struktur Echos dargestellt. **B** Echoarme, solide Struktur: Die Begrenzung dieser Struktur ist erkennbar *(a)*. Im Inneren der Struktur ist der Echobesatz vermindert *(b)*. Eine dorsale Schallverstärkung besteht nicht *(c)*. **C** Schallauslöschung, wie sie z.B. durch einen Gallenstein verursacht wird: Lediglich die schallkopfnahe Begrenzung ist dargestellt. Sie erscheint sehr echoreich *(a)*. Die weitere Schallausbreitung wird verhindert *(b)* („dorsaler Schallschatten")

Ultraschallgerät

Das Schallgerät muß in Real-time-B-Verfahren arbeiten, damit eine kontinuierliche Abbildung gewährleistet ist, durch die auch respiratorische und pulssynchrone Bewegungen erfaßt werden können. Geringste Bewegungen des Schallkopfes müssen zu einer Änderung der Abbildung führen. Das Compoundverfahren ist im Operationssaal wertlos.

Ein Lineargerät ist einem Sektorgerät für die intraoperative Sonographie vorzuziehen. Die lineare Abbildung ist einfach zu interpretieren. Außerdem liegen die dargestellten Strukturen direkt in der Ausbreitungsrichtung des parallelen Schallbündels. Diese Richtung läßt sich intraoperativ in situ leicht nachvollziehen.

Das Schallgerät benötigt keine spezifische Ausrüstung für die intraoperative Sonographie. Wir verwenden 2 Geräte: Das Modell SSD 256 von Aloka und das Modell Scanel 500 von CGR. Bei beiden Geräten handelt es sich um elektronische Lineargeräte, die nicht speziell für die intraoperative Sonographie konzipiert wurden.

Wünschenswert ist, daß das Gerät mobil, klein und einfach zu bedienen ist. Diese Voraussetzungen dürfen jedoch nicht auf Kosten der Bildqualität gehen, die in jedem Fall vorgeht. Inwieweit die gewöhnlich im Operationsraum herrschende Raumnot zu Zugeständnissen zwingt, ist im Einzelfall zu entscheiden. Die einzig notwendigen Reglersysteme sind Verstärkung und Fokussierung.

Intraoperative Schallsonden

Die intraoperative Schallsonde ist das spezifische Element der intraoperativen Sonographie. Ihre Auswahl ist daher von größter Bedeutung:

- Sie muß absolut wasserdicht und sterilisierbar sein. Diese Voraussetzung umfaßt auch das Verbindungskabel und den Anschluß zum Schallgerät.

- Das Kabel muß ausreichend lang sein (mindestens 2,50 m). Es muß biegsam sein, einerseits, damit die verschiedenen Manipulationen mit ausreichender Sicherheit durchgeführt werden können, andererseits, damit der Operateur durch die intraoperative sonographische Untersuchung nicht behindert wird.

- Am wichtigsten sind Form und Größe der Sonde. Wir verwenden für das Gerät von Aloka Schallsonden von 5 MHz mit $7 \times 2 \times 1{,}5$ cm Größe (UST 582 I 5 und UST 582 T 5) und für das Gerät von CGR Schallsonden von 5 und 7,5 MHz mit $7 \times 2 \times 0{,}7$ cm Größe (SLOT 5 und SLOT 7,5).

- Für die Leber hat sich eine T-förmige Sonde (Abb. 4) bewährt, da sie einerseits

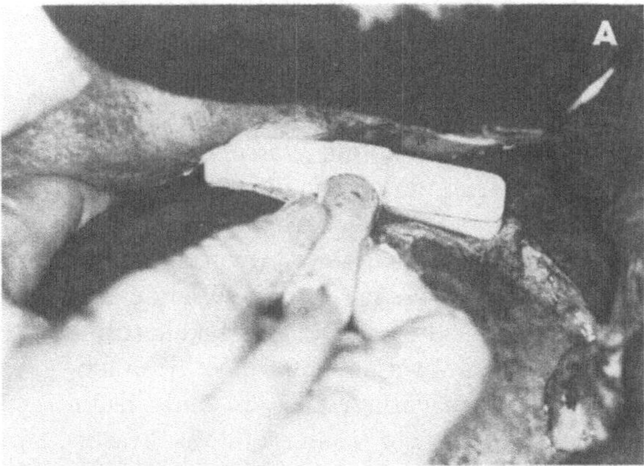
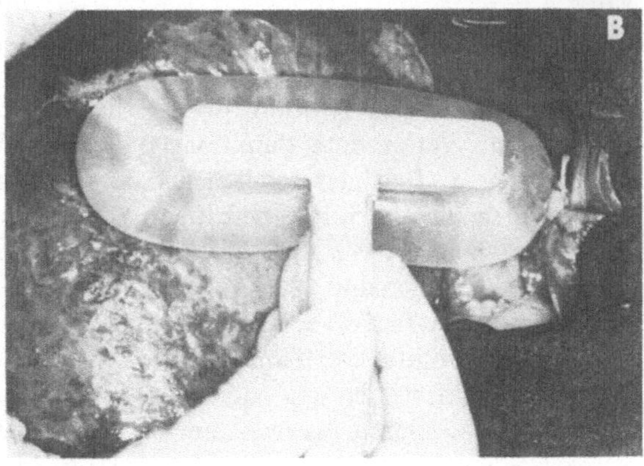

Abb. 4 A, B. Applikation der Schallsonde Aloka UST 582 T–S (5 MHz). **A** Die Sonde liegt direkt auf der Leber. **B** Hier ist ein Wasservorlauf dazwischengeschaltet

parallel zu den Strukturen der Leberpforte ausgerichtet werden kann, andererseits auch leicht zwischen Leber und Zwerchfell einzubringen ist. Eine Frequenz von 5 MHz mit einer Eindringtiefe von 10–15 cm ist ausreichend.

– Für die extrahepatischen Gallenwege und das Pankreas ist eine I-förmige Sonde vorzuziehen, da sie leichter zu manipulieren ist. Sonden mit höherer Frequenz (7,5 MHz und 10 MHz) sind vorzuziehen, da die erforderliche Eindringtiefe nur gering ist.

Zusatzausrüstung

Unmittelbar vor der Schallsonde liegt eine nicht explorierbare Zone. Diese bei verschiedenen Geräten unterschiedlich große Zone ist normalerweise kleiner als 5 mm. Sie hängt von der Breite des Schallstrahls und von der Fokussierung ab. Um die Organoberfläche zu untersuchen, muß ein Wasservorlauf verwendet werden, durch den die Sonde 1–2 cm von der Organoberfläche abgehoben wird, ohne daß der Schallkontakt verlorengeht. Der Wasservorlauf muß dünne Wände und als Inhalt eine homogene Flüssigkeit (ohne Luftblasen) aufweisen, um jede Schallabschwächung zu vermeiden. Am einfachsten verwendet man ein wassergefülltes Präservativ.

Wenn kleinere Läsionen (in der Größenordnung von 5 mm) punktiert werden sollen, ist eine Punktionsvorrichtung erforderlich. Die von uns verwendete Punktionsvorrichtung besteht aus Plexiglas und läßt sich durch Aufschieben an der Sonde befestigen. Der Punktionswinkel ist variabel. Markierungen existieren für 30, 45 und 60°. Die Punktionsnadel läßt sich während der Punktion jederzeit aus der Punktionsvorrichtung entfernen. Um die Punktionsrichtung auf dem Bildschirm zu markieren, verwenden wir die Kursoren zur Distanzmessung. Ein Kursor wird je nach Punktionsrichtung am linken oder rechten Bildrand 5 mm von der Oberfläche entfernt angebracht. Der 2. Kursor wird vom 1. Kursor zunächst 5 cm in der

Horizontalen entfernt, anschließend in der Vertikalen 3 cm (30°), 5 cm (45°) oder 9 cm (60°).

Je nach Funktion verwenden wir verschiedene Punktionsnadeln:

– Biopsienadeln vom Typ der Menghini-Nadel mit einem Kaliber von 18–20 Gauge.
– Für Injektionen Nadeln vom Typ der Chibanadel mit einem Kaliber von 22 Gauge.
– Zur Einführung eines Katheters verwenden wir Nadeln mit Teflonmantel, die es in verschiedener Ausführung gibt. Am einfachsten erscheint uns die zur translumbalen Aortographie verwendete Nadel (18 Gauge).

Vorbereitung und Durchführung der intraoperativen Sonographie

Sterilisation

Die Sterilisation des Schallgerätes selbst stellt kein Problem dar. Der Ultraschallapparat kann wie ein Röntgengerät durch Formalindampf im Rahmen der Desinfektion des Operationssaales desinfiziert werden.

Schwieriger ist die Sterilisation der Schallsonde: Ideal wäre eine Gassterilisation mit Äthylenoxyd. Allerdings ist die Dekontaminationsphase so lang, daß eine ganze Reihe von Schallsonden zur Verfügung stehen müßte. Praktischer ist die Flüssigkeitssterilisation in Formalin (12 h) oder in Chlorhexidin- oder Polyvinylpyrrolidon-Jod-Lösung (20 min). In jedem Fall ist es wichtig, die Sonde vor Gebrauch gründlich abzuspülen. Alle bakteriologischen Untersuchungen, die an unseren Sonden, Sterilisationsflüssigkeiten und Spülflüssigkeiten monatlich durchgeführt wurden, verliefen negativ.

Andere Autoren verwenden einen sterilisierten, schmalen, mindestens 1 m langen

Plastiksack, mit dem sie die − nichtsterilisierte − Schallsonde und das Verbindungskabel umgeben. 20–30 cm² nicht sterilisierten Kontaktgels dienen zur Ankopplung der Sonde an den Plastiksack.

Praktische Anwendung

Zunächst wird die Schallsonde in die Nähe des Operationsfeldes gebracht, anschließend wird das Verbindungsstück von einem Mitarbeiter übernommen und am − nichtsterilen − Schallgerät angeschlossen.

Um eine ausreichende Bewegungsfreiheit der Sonde zu gewährleisten, sollte das Schallgerät neben dem Operateur stehen. Wenn der Chirurg das Bild lieber gegenüber (jenseits des Patienten) haben will, muß ein Fernsehmonitor angebracht werden.

Ein Mitarbeiter regelt die Apparateeinstellung nach Anweisung des Chirurgen, der das Bild auf dem Fernsehmonitor kontrolliert. Eine einfache Handhabung kommt dieser Voraussetzung entgegen.

Die Schallsonde wird vom Chirurgen selbst geführt. Meistens kann sie direkt auf das zu untersuchende Organ gesetzt werden, seltener wird ein Wasservorlauf (s. Abb. 4) verwendet. Kontaktgel ist überflüssig, da die natürliche Feuchtigkeit der Organe für eine gute akustische Ankopplung sorgt. Nur selten muß etwas physiologische Kochsalzlösung zur Anfeuchtung der Organoberfläche verwendet werden.

Wichtig ist, die Schallsonde während der Untersuchung langsam und stetig zu führen. Die Abbildungen können mit Kleinbildkamera, Polaroidkamera oder Magnetband festgehalten werden.

2 Intraoperative Sonographie in der Leberchirurgie

Untersuchungsmethode

Zugang (Schallfenster)

Wenn es möglich ist, eine Hand und die Schallsonde zwischen Leber und Zwerchfell zu bringen, ist der Zugang völlig unwichtig. Selbst von einem medianen, subumbilikalen Schnitt aus läßt sich die Leber dann sonographisch explorieren. Lediglich ausgeprägte Adhäsionen oder ein kräftiges durch Leberschrumpfung nach rechts verzogenes Lig. teres hepatis könnten den Kontakt zwischen Schallsonde und Leberoberfläche verhindern.

Handhabung der Sonde

Die Untersuchung wird ausgeführt, indem die Schallsonde direkt auf die Leberoberfläche gesetzt wird. Kontaktgel ist wegen des natürlichen Feuchtigkeitsgehaltes der Organoberfläche nicht erforderlich. Bewährt hat sich zur besseren Ankopplung die Applikation der Sonde mit ganz leichtem Druck. Zu starker Druck führt dagegen zur Kompression von intrahepatischen vaskulären Strukturen, vor allem von Lebervenen. Der Schallstrahl wird ganz sanft in verschiedene Richtungen gelenkt, indem die Sonde bei fest stehendem Auflagepunkt um ihre Achse gedreht wird. Auf diese Weise läßt sich das gesamte Volumen der Leber überblicken [6, 17]. Eine schallkopfnahe Parenchymzone von 5–10 mm Tiefe ist nicht beurteilbar. Die zwerchfellnahen Abschnitte der Leber müssen also von der Leberunterfläche her untersucht werden. Alternativ bietet sich die Verwendung eines Wasservorlaufs an, durch den die Schallsonde 2–3 cm von der Leberoberfläche abgehoben wird (am besten verwendet man ein wassergefülltes Präservativ, das eine dünne, anschmiegsame Wand besitzt). Die Verstärkung muß bei Verwendung eines Wasservorlaufs oft etwas modifiziert werden.

Untersuchungsmethodik (Abb. 5)

Es sollte immer die gleiche Untersuchungsmethode angewandt werden, damit sichergestellt ist, daß die Untersuchung komplett durchgeführt wird.

Die Untersuchung beginnt mit dem Aufsuchen der 3 Lebervenen und hier zunächst mit der Darstellung ihrer Einmündung in die V. cava inferior. Dazu wird die Sonde transversal etwas oberhalb des Leberunterrandes auf die Vorderfläche der Leber gesetzt. Der Schallstrahl muß leicht nach kranial gerichtet werden. Indem man den Schallstrahl nach links oder rechts lenkt, kann man anschließend die Lebervenen bis zu ihren Ursprungsvenen von 2–3 mm Durchmesser zurückverfolgen.

Als nächstes wird das intrahepatische Pfortader- und Gallenwegssystem dargestellt. Dazu setzt man die Schallsonde noch etwas weiter kaudal auf und fertigt Transversalschnitte an. Untersucht werden zunächst die linke Hälfte des Pfortadersystems, wobei das Lig. teres zu erkennen sein soll, danach – mit kontinuierlicher Schnittführung – die Strukturen der Leberpforte und schließlich die rechte Hälfte des Pfortadersystems mit ihrem anterioren und posterioren Ast. Die Pfortaderäste werden jeweils von Gallenwegs- und Leberarterienästen begleitet.

Die Position und Verlaufsrichtung dieser für die Leberchirurgie fundamentalen intrahepatischen Strukturen können auf der Leberoberfläche mit einem Elektrokauter markiert werden.

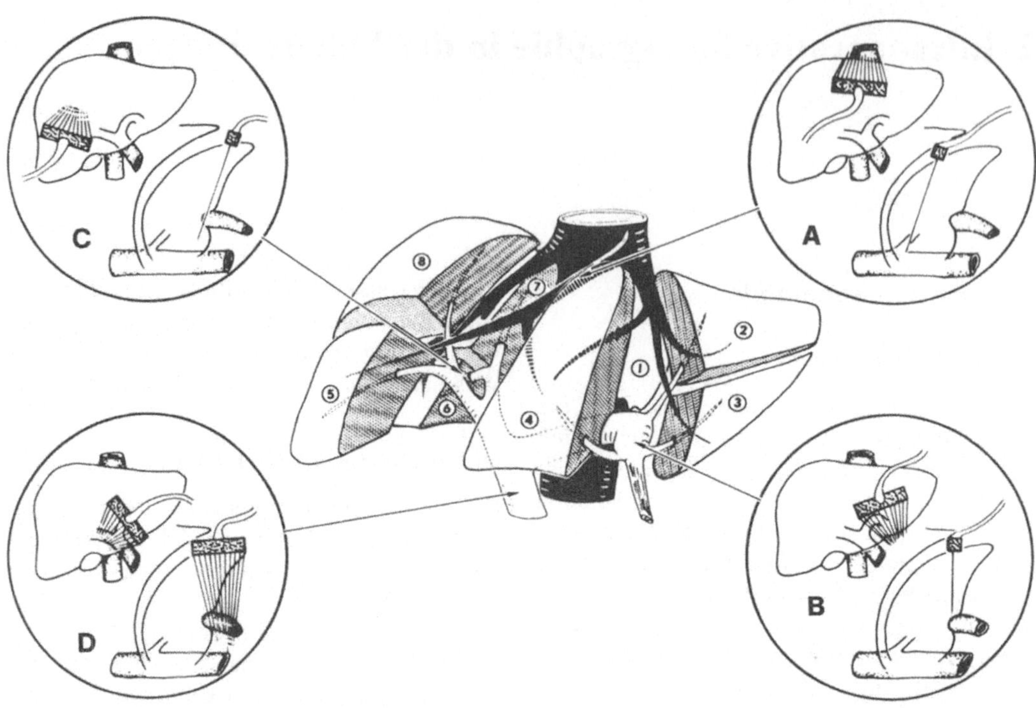

Abb. 5A–D. Sonographische Untersuchung der Leber. **A** Untersuchung der Lebervenen. Die Schallsonde wird dazu horizontal auf die Lebervorderfläche gesetzt. Der Schallstrahl wird etwas nach kranial gelenkt. **B** Untersuchung des linken Pfortaderastes und seiner Begleitstrukturen. Die Schallsonde wird auf die Vorderfläche der Leber appliziert, der Schallstrahl etwas nach links unten gerichtet. **C** Untersuchung des rechten Pfortaderastes und seiner Begleitstrukturen. Die Schallsonde wird nach rechts geführt. **D** Transhepatische Darstellung der Leberpforte. Longitudinale oder transversale Schallkopfapplikation

Von Bedeutung ist, die Leber vollständig zu untersuchen, u. U. unter Verwendung eines Wasservorlaufs.

Um sicherzustellen, daß nichts übersehen wird, sollten die Untersuchungsschritte stets in der gleichen Reihenfolge durchgeführt werden. Ganz zuletzt werden die Gallenblase und die extrahepatischen vaskulären Strukturen des Lig. hepatoduodenale (Pfortader, Ductus hepatocholedochus) untersucht. Dieser letzte Untersuchungsschritt kann transhepatisch oder mit Hilfe eines Wasservorlaufs direkt durchgeführt werden.

Leberanatomie

Die hier benutzte Nomenklatur geht auf Couinaud [5] zurück (Abb. 6). Wir haben 30 Patienten mit normalem hepatobiliärem System intraoperativ sonographisch untersucht.

Vena cava inferior und Lebervenen

Die V. cava verläuft longitudinal rechts neben der Medianebene. Sie erscheint sonographisch als echofreie tubuläre Struktur mit gut abgrenzbaren Wänden. Ihr Durchmesser variiert mit der Atmung. Ausgeprägte Durchmesservergrößerungen werden beim Valsalvamanöver beobachtet. Im Verhältnis zur Leber liegt die V. cava recht weit dorsal.

Die Einmündung der 3 Lebervenen in die V. cava läßt sich leicht erkennen. Die Lebervenen sind im Unterschied zum Pfortadersystem nicht von der Glissonkapsel umgeben, d. h. sie erscheinen als echofreie lineare Strukturen im Leberparenchym, deren Wände nicht oder höchstens als schmale, ein-

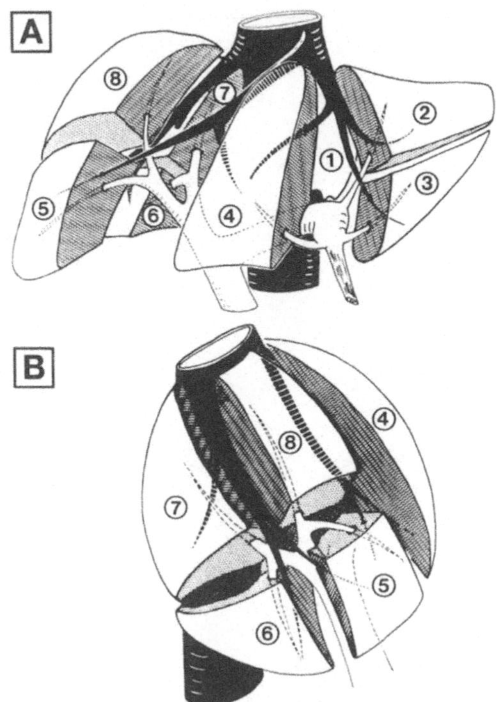

Abb. 6 A, B. Schematische Darstellung der Lebersegmente nach C. Couinaud [7]. Ansicht von anterior (**A**) und von rechts lateral (**B**): Segment 1 Lobus caudatus. Die Segmente 2 und 3 bilden den anatomisch linken Leberlappen. Der anteriore Abschnitt des Segmentes 4 entspricht dem Lobus quadratus. Die Segmente 2, 3 und 4 werden vom linken Pfortaderast und der linken Arteria hepatica versorgt. Sie stellen den chirurgisch linken Leberlappen dar. Die Segmente 5 und 8 bilden den rechts-anterioren Sektor, der vom rechts-anterioren Pfortaderast und der begleitenden Leberarterie versorgt wird. Die Segmente 6 und 7 bilden den rechts-posterioren Lebersektor, d. h. die Segmente 5 bis 8 bilden den rechten Leberlappen

fache Echolinie erkennbar sind. In den Lebervenen ist der Blutfluß oft an der pulssynchronen Bewegung intraluminärer Echos zu erkennen. Die Herzaktionen werden gelegentlich den Wänden der Lebervenen mitgeteilt, so daß diese leicht zu erkennen sind [4].

Oft münden die linke und die mediale Lebervene mit einem gemeinsamen Stamm in die V. cava (86% in unserer Untersuchungsreihe) (Abb. 7). Seltener münden sie getrennt ein (Abb. 8).

Die linke Lebervene wird durch den Zusammenfluß mehrerer venöser Äste gebildet:

In 67% liegen mehrere kleine anteriore und eine große posteriore Vene vor. Der Stamm der linken Lebervene ist 2–3 cm lang.

Die mittlere Lebervene entsteht durch den Zusammenfluß von 2 anterioren Lebervenen (aus den Segmenten 4 und 5) etwa in Höhe der Leberpforte (80%) (Abb. 9). Der Stamm der mittleren Lebervene ist 3–5 cm lang und verläuft leicht schräg nach kranial, medial und etwas nach dorsal. Die venöse Drainage des oberen Anteils des Segmentes 4 mündet in 53% in diese Vene. In 7% mündet hier die Vene des Segmentes 8, die gelegentlich auch direkt Anschluß an die V. cava inferior gewinnt (Abb. 10). Die von der mittleren Lebervene und der V. cava gebildete Ebene trennt die Leber in 2 Hälften, von denen die eine dem rechten, die andere dem linken Pfortaderast zugeordnet ist. Es handelt sich um die Haupttrennebene des Pfortadersystems. Diese Ebene ist für eine Hemihepatektomie von Bedeutung (Abb. 11).

Die Einmündung der rechten Lebervene in die V. cava liegt am rechten Rand der unteren Hohlvene, etwas kaudaler als die Einmündung der beiden anderen Venen. In 70% existiert ein großer gemeinsamer Stamm der rechten Lebervene (Abb. 12), die nach kranial und links auf die V. cava zuläuft.

In 13% liegt eine akzessorische inferiore Lebervene vor, die in Höhe der Leberpforte direkt in die V. cava mündet (Abb. 13) [16].

Um die Trennungsebene zwischen dem anterioren und dem posterioren Sektor des rechten Leberlappens darzustellen, muß die Sonde etwas nach dorsal und kaudal geführt werden. Es handelt sich praktisch um eine frontale Schnittebene, die etwas schräg nach vorn unten verläuft (Abb. 14) und die einerseits die V. cava inferior in der Längsachse, andererseits das posteriore rechte Pfortadersystem schneidet.

Die Venen des Segmentes 1 münden unabhängig von den übrigen Lebervenen. Sie sind schwer zu erkennen, da sie nicht groß sind. Meist liegen 3 oder 4 kleine Venen vor, die am linken Rand der V. cava einmünden (Abb. 15).

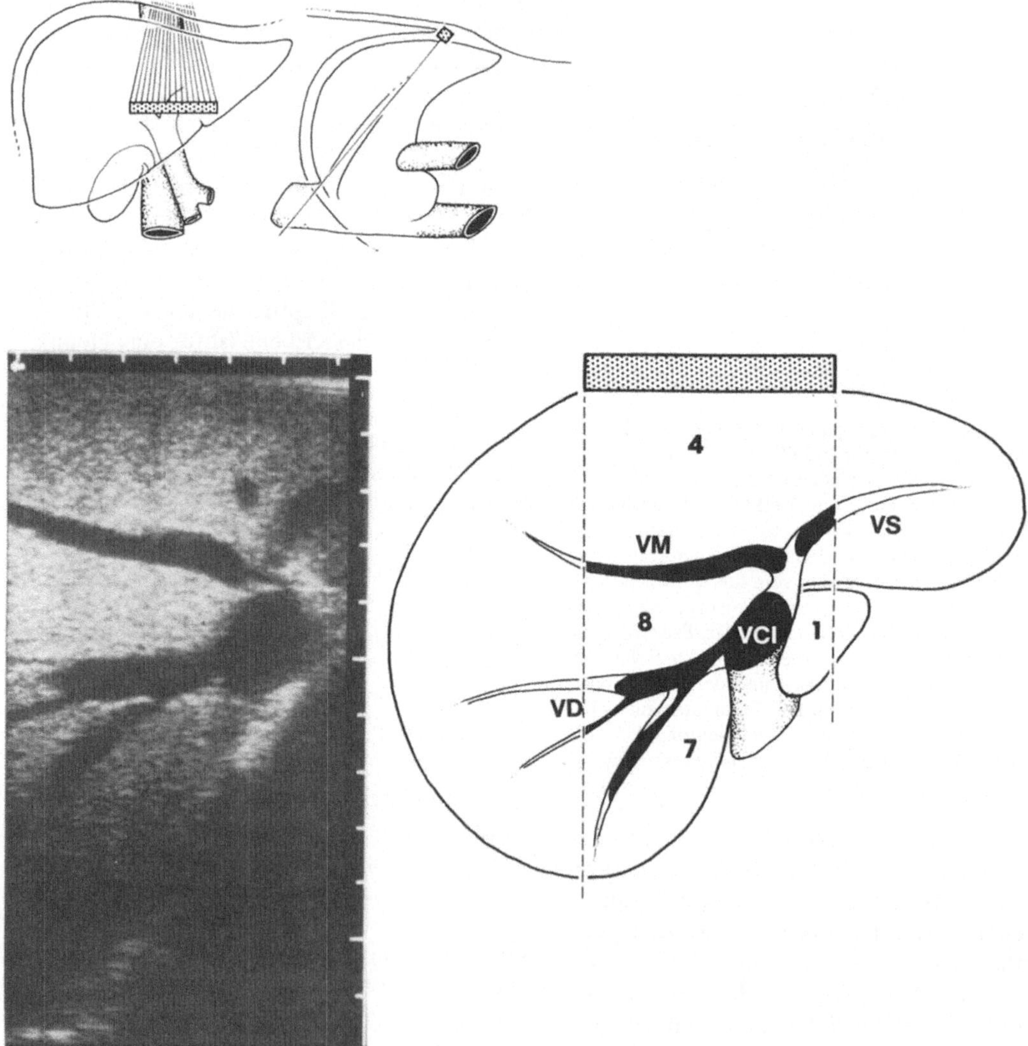

Abb. 7. Gemeinsame Einmündung der linken Lebervene *(VS)* und der mittleren Lebervene *(VM)* mit einem gemeinsamen Stamm in die V. cava *(VCI)*. *VD* rechte Lebervene. Es handelt sich um einen transversalen Schnitt. Die Schallsonde liegt auf der Lebervorderfläche, der Schallstrahl ist leicht nach kranial gerichtet

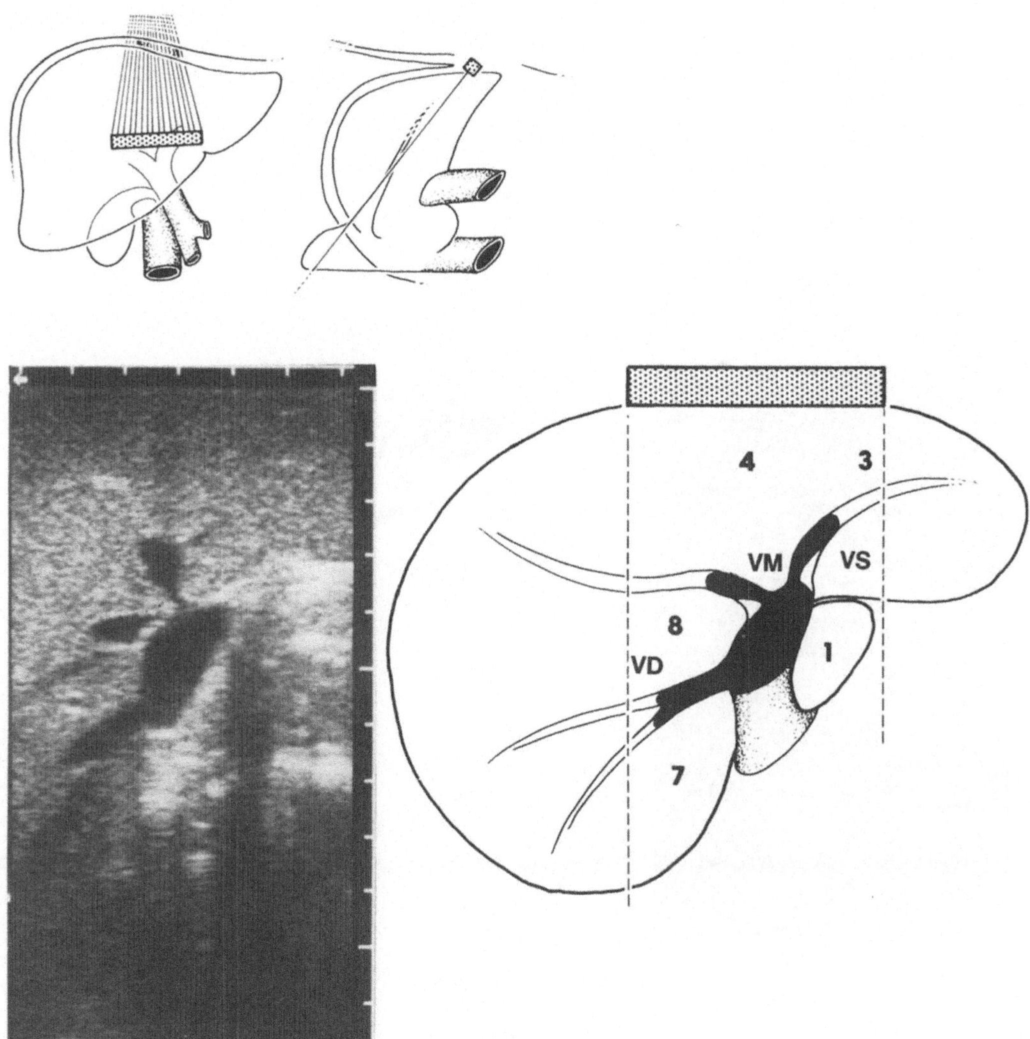

Abb. 8. Getrennte Einmündung der 3 Lebervenen in die V. cava inferior. *VS* linke Lebervene, *VM* mittlere Lebervene, *VD* rechte Lebervene. Transversalschnitt. Die Schallsonde liegt auf der Lebervorderfläche, der Schallstrahl wird nach kranial und rechts gerichtet

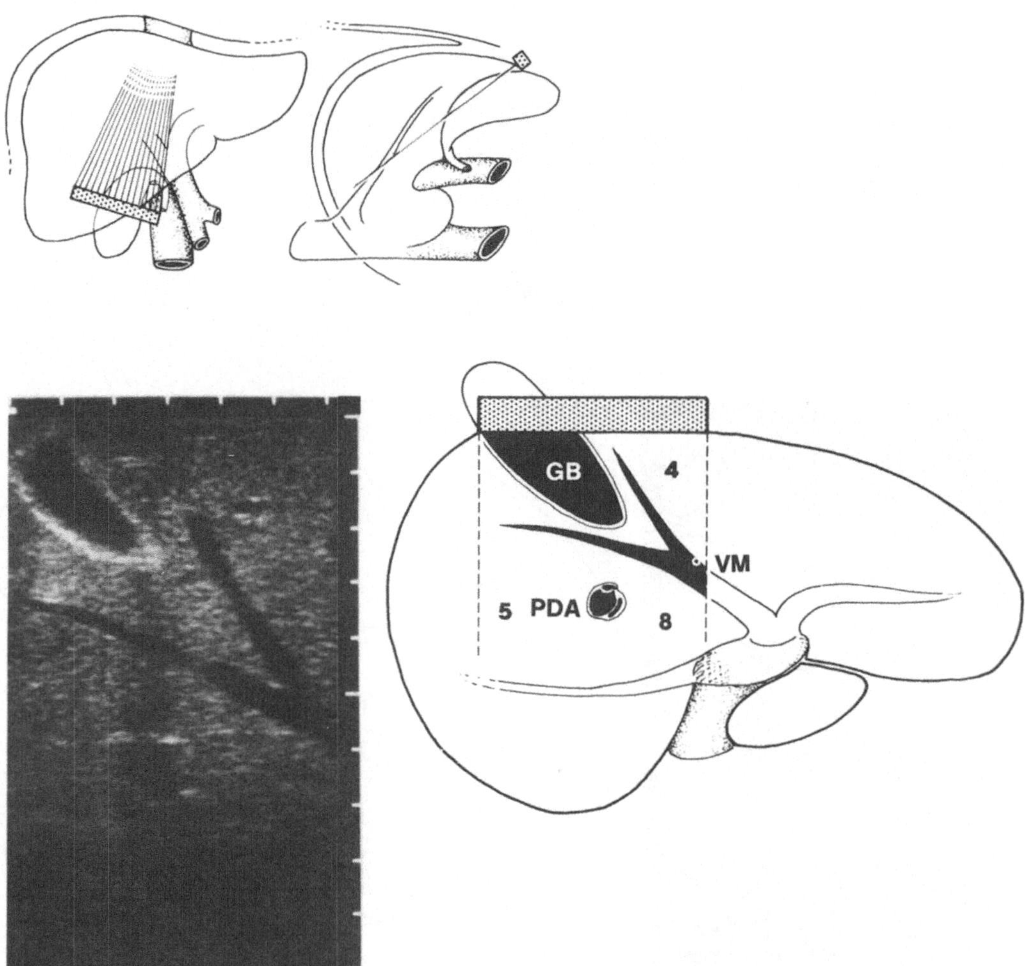

Abb. 9. Die mittlere Lebervene *(VM)* entsteht durch den Zusammenfluß der beiden Venen, die die anterioren Abschnitte der Segmente 4 und 5 drainieren. *GB* Gallenblase. *PDA* rechts-anteriores Pfortadersystem mit Begleitstrukturen (Gallengang und Leberarterie). Annähernd horizontaler Schnitt. Die Schallsonde ist ziemlich weit kaudal auf der Lebervorderfläche appliziert. Der Schallstrahl ist nach kranial-dorsal gerichtet

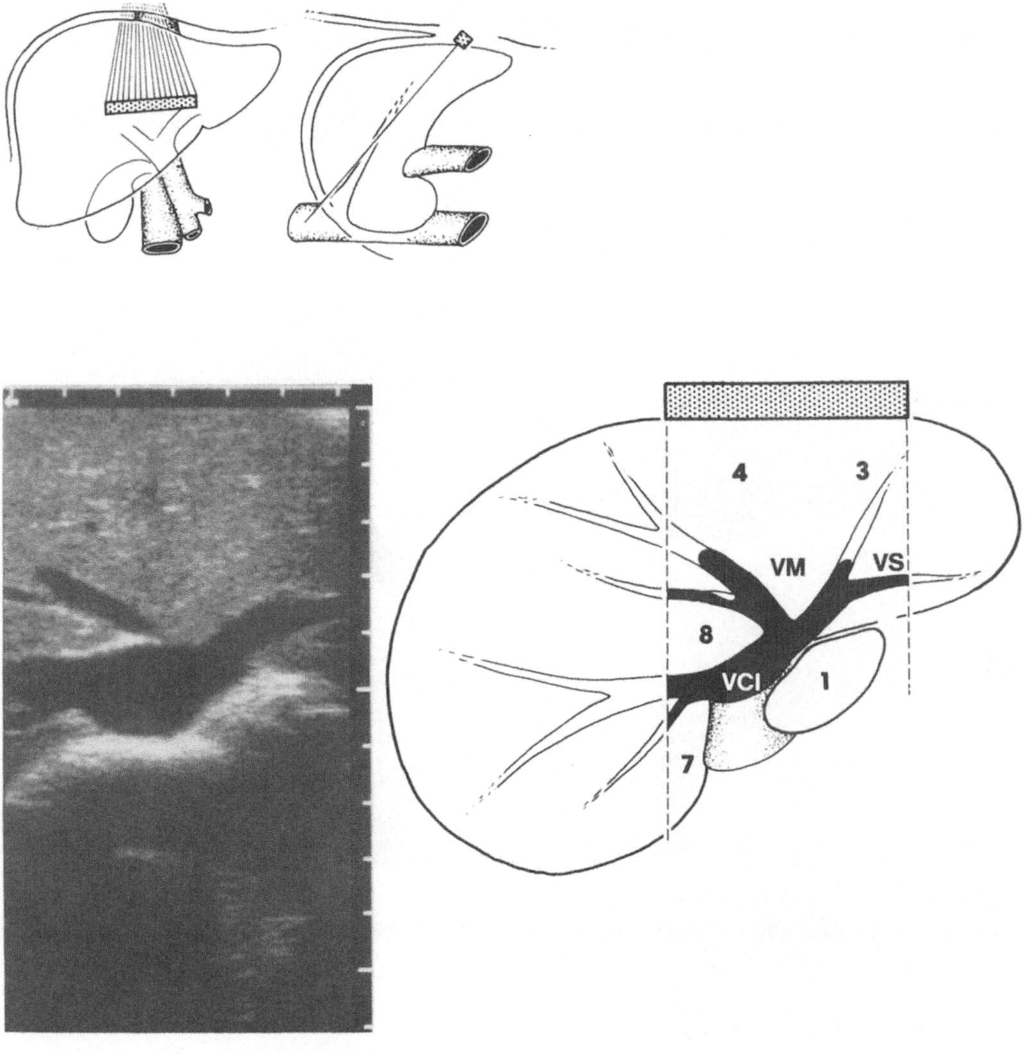

Abb. 10. In die mittlere Lebervene *(VM)* mündet in ihrem mittleren Abschnitt ein venöser Ast, der das Segment 8 drainiert. *VS* linke Lebervene, *VCI* V. cava inferior. Die 3 Lebervenen münden getrennt in die V. cava inferior ein. Transversalschnitt

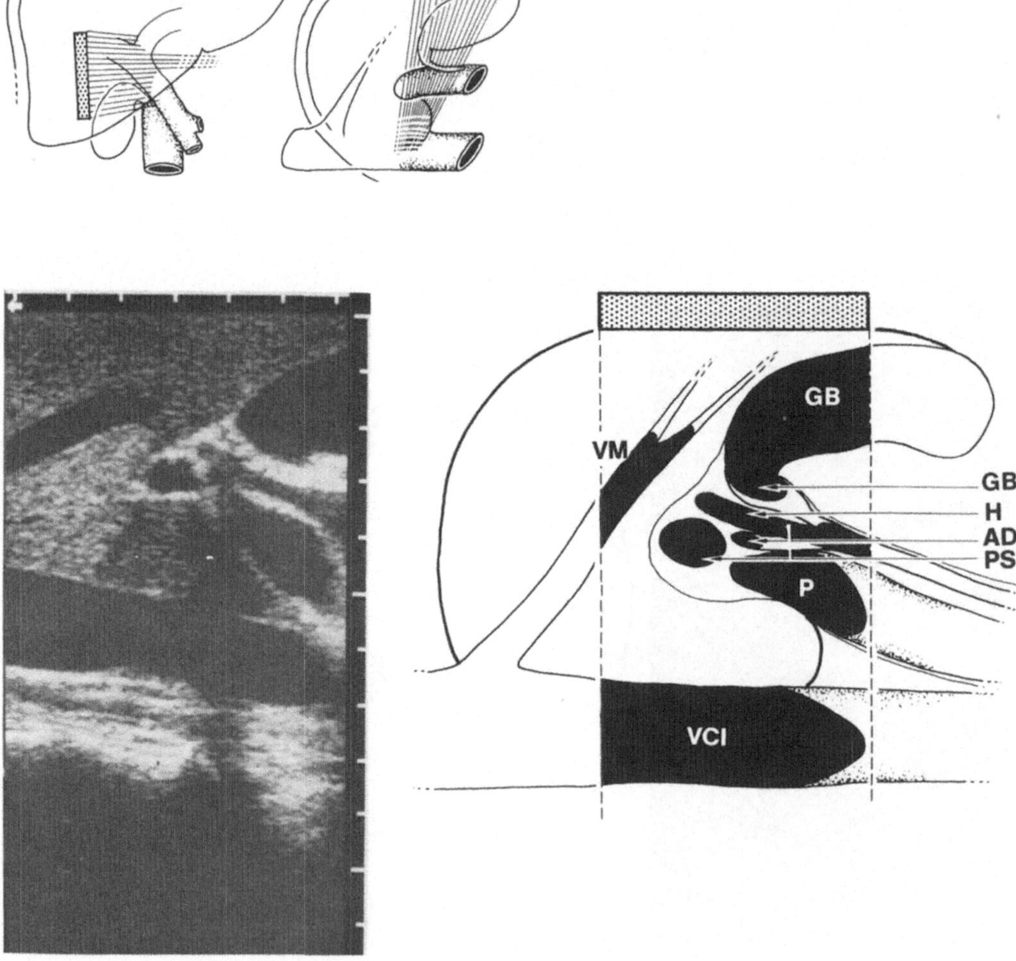

Abb. 11. Sagittalschnitt durch die Gallenblase *(GB)* und die Leberpforte mit V. portae *(P)*, linkem Pfortader-ast *(PS)*, Ductus hepaticus *(H)* sowie der rechten Leberarterie *(AD)*. Die A. hepatica dextra liegt zwischen Pfortader und Hepaticus. *VCI* V. cava inferior

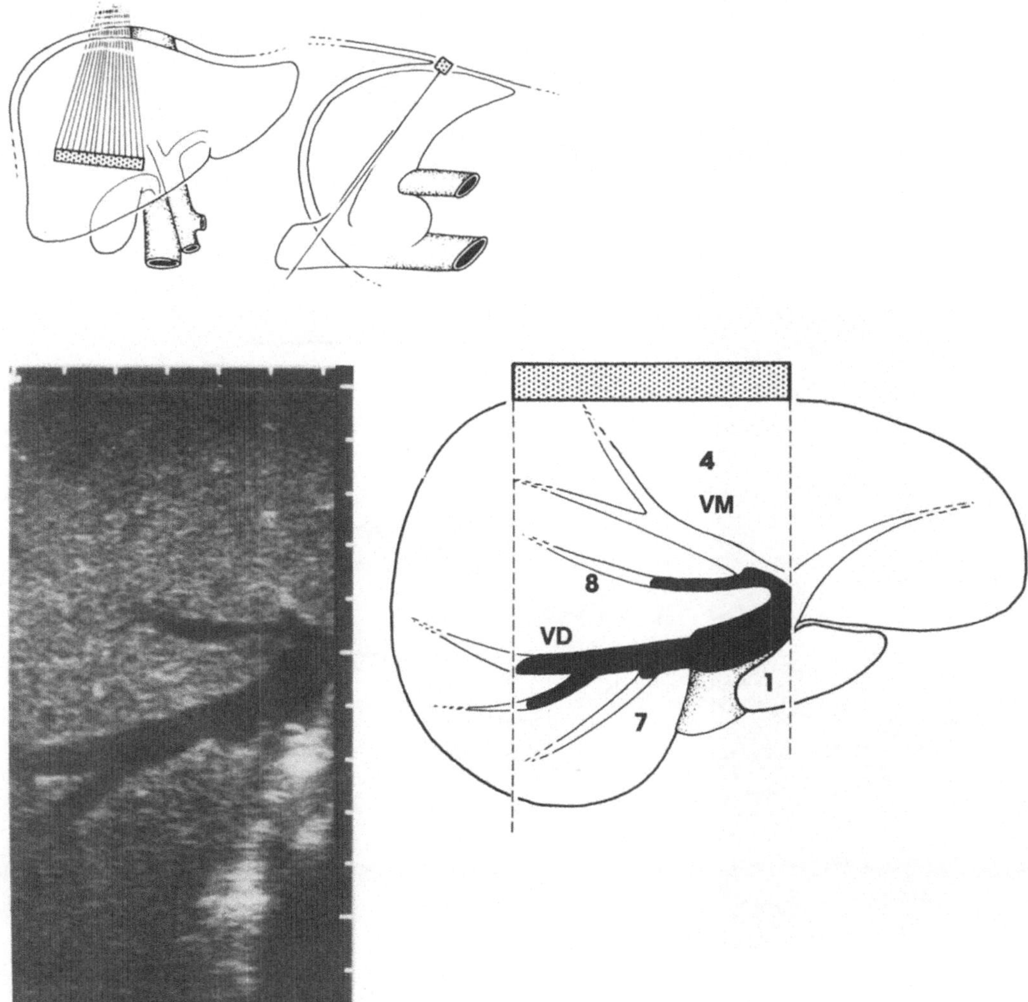

Abb. 12. Rechte Lebervene *(VD)*, die aus den Venen entsteht, die die posterioren Abschnitte des rechten Leberlappens drainieren. Die rechte Lebervene liegt zwischen den Segmenten 7 und 8. Die venöse Drainage des Segmentes 8 erfolgt über die mittlere Lebervene *(VM)*. Transversalschnitt. Der Schallstrahl ist nach kranial dorsal gerichtet

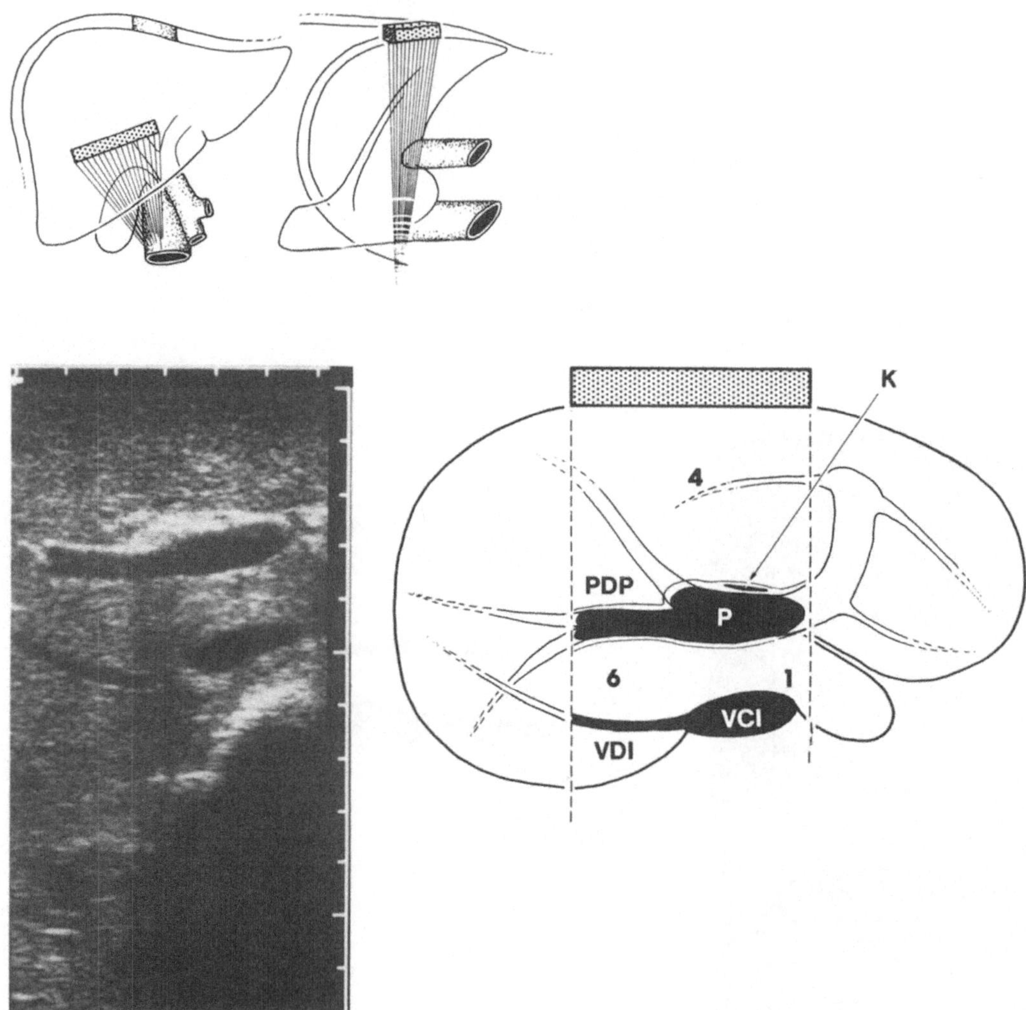

Abb. 13. Akzessorische Lebervene *(VDI)*, die ziemlich weit kaudal von rechts direkt in die V. cava *(VCI)* mündet. Der Schnitt geht durch den Gallenwegskonfluens *(K)*, die Pfortaderbifurkation *(P)*, den rechten Pfortaderast und den rechts posterioren Sektorast *(PDP)*

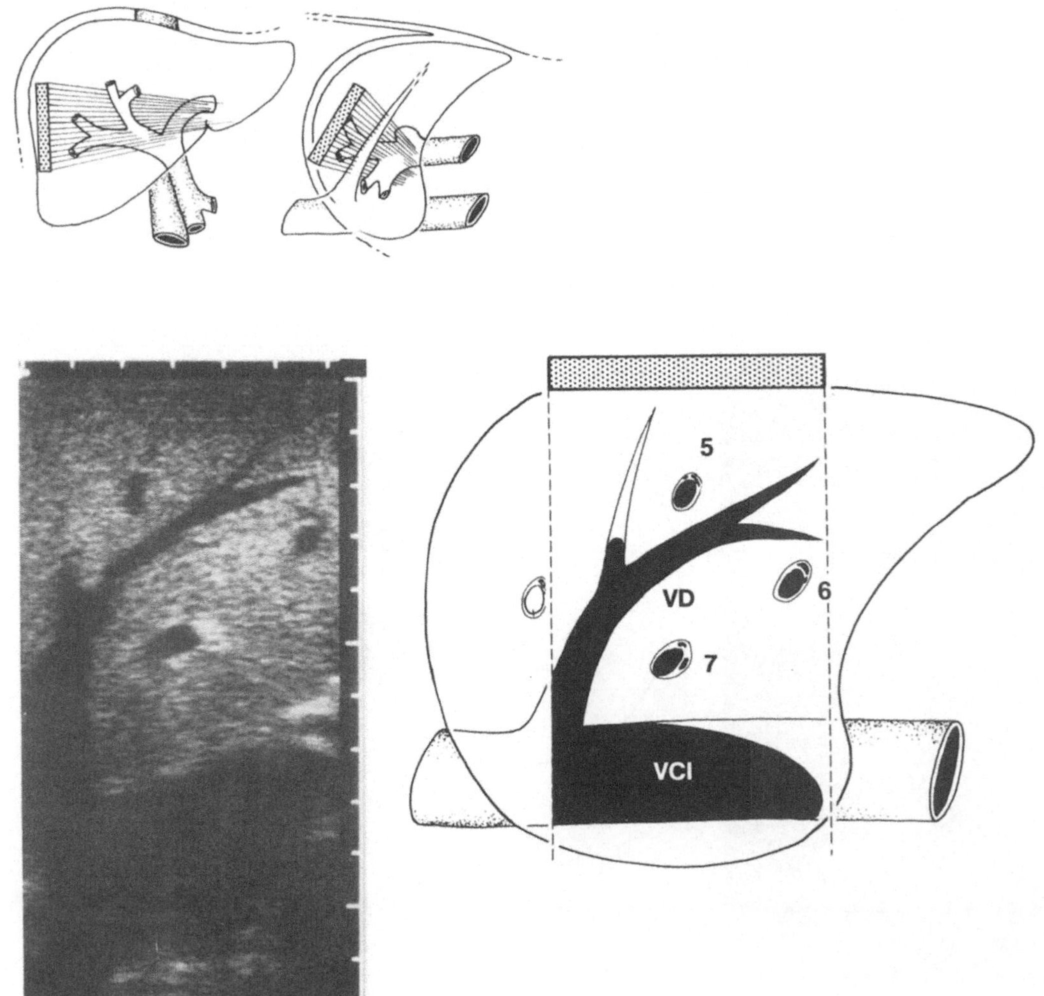

Abb.14. Frontalschnitt in Höhe der V. cava inferior *(VCI)* und der rechten Lebervene *(VD)*. Senkrecht ange-
schnitten sind die Pfortaderäste des Segmentes 5 (inferiorer Ast des rechts-anterioren Sektorastes) und die Segmente 6 und 7 (posteriorer Sektor des rechten Leberlappens)

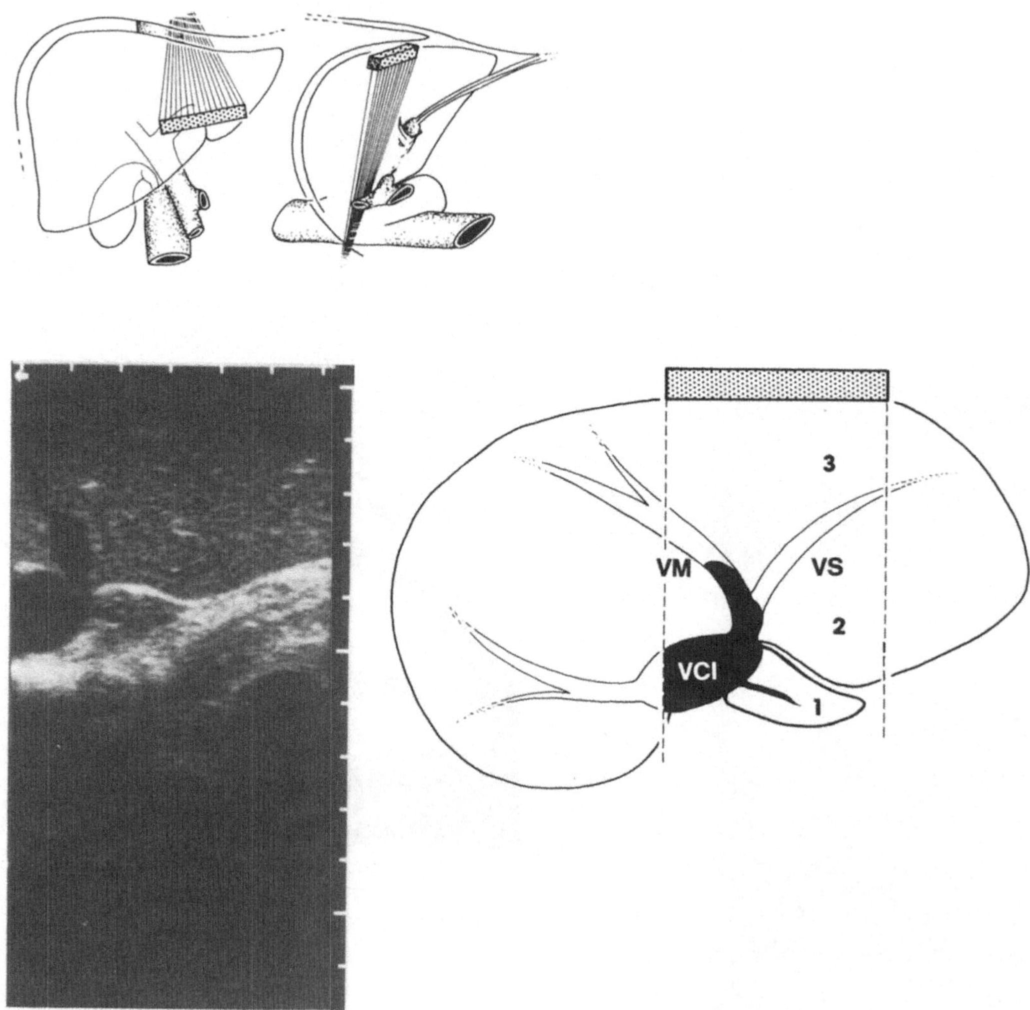

Abb. 15. Die venöse Drainage des Segmentes 1 erfolgt isoliert. Diese Vene mündet von links in die Vena cava inferior *(VCI)* ein. Mittlere Lebervene *(VM)*, linke Lebervene *(VS)*. Transversalschnitt

Pfortadersystem

Die Äste von Pfortader, Leberarterie und Gallenwegen liegen zusammen in einer fibrösen Hülle, der Glissonkapsel, die in Höhe der Leberpforte ziemlich kräftig ist und zur Leberperipherie hin zunehmend schmaler wird. Diese fibröse Hülle stellt sich sonographisch als echogene, deutlich erkennbare Struktur dar. (Im Unterschied zu den Pfortaderästen weisen die Lebervenen praktisch keine begleitenden echodichten Begrenzungen auf.) Innerhalb der Glissonkapsel ist der Pfortaderast am leichtesten erkennbar. Die begleitenden Leberarterienäste zeichnen sich — auch weit innerhalb der Leber — durch pulssynchrone Bewegungen aus. Auch die begleitenden Gallenwege können weit bis in das Leberparenchym verfolgt werden, viel weiter jedenfalls als bei der perkutanen Sonographie.

Pfortadersystem in Höhe der Leberpforte. Die Pfortaderaufzweigung liegt extrahepatisch. Sie ist auf einem horizontalen Schnitt durch Leberpforte und Leberparenchym leicht darstellbar (Abb. 16). Die Gallenwege ver-

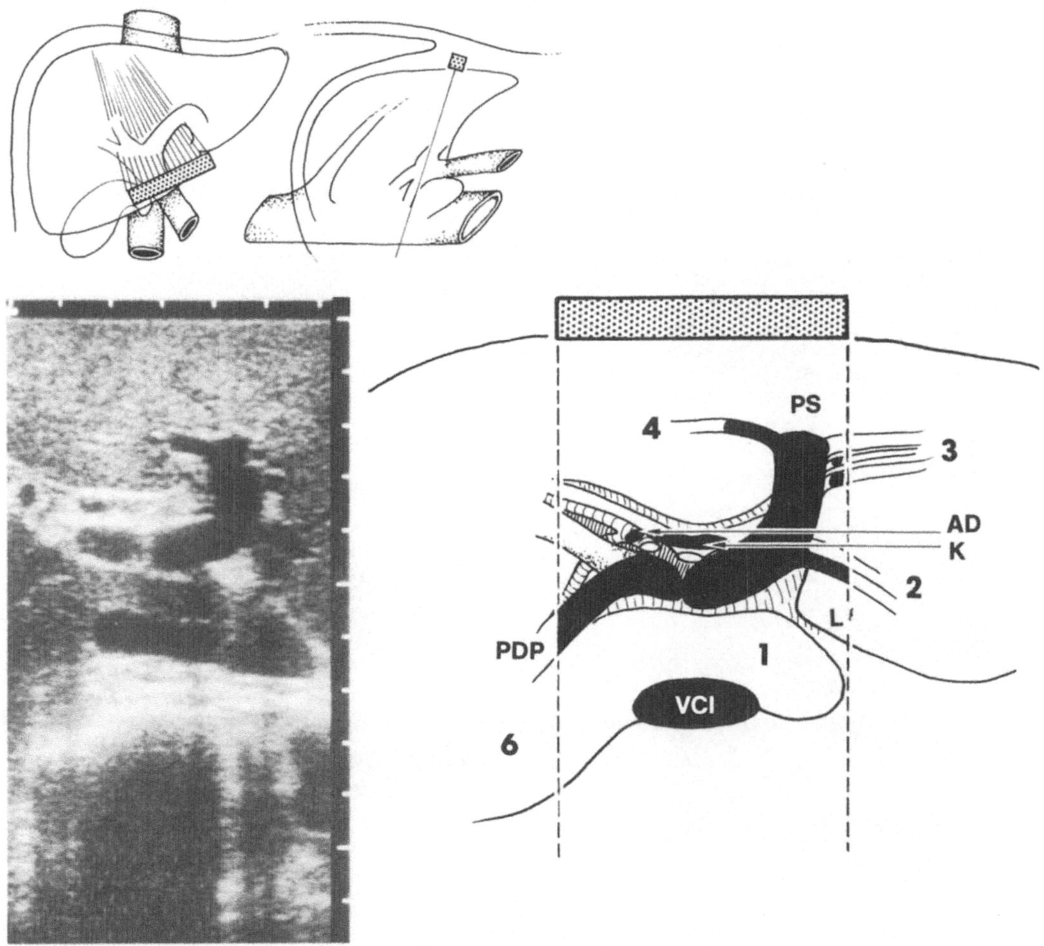

Abb. 16. Leberpforte mit Pfortaderbifurkation, linkem Pfortaderast *(PS)*, posteriorem Ast des rechten Pfortaderastes *(PDP)*, Bifurkation der A. hepatica propria, A. hepatica dextra *(AD)* und Gallenwegskonfluens *(K)*. *L* Lig. teres hepatis, *VCI* V. cava inferior. Transversalschnitt durch die Leberpforte

laufen im Verhältnis zu den begleitenden Pfortaderästen kranial und ventral (Abb. 17). Der Arterienast liegt zwischen Pfortader und Gallenwegsast. Sehr häufig ist er nur schwierig abzugrenzen, da die Bifurkation der Leberarterie etwas weiter kaudal liegt und die Verlaufsrichtung der Arterienäste etwas von der Richtung der beiden anderen tubulären Strukturen abweicht.

Linker Pfortaderast. Von der vorigen Schnittebene ausgehend, läßt sich durch die Verschiebung der Sonde nach links der extrahepatische Abschnitt des linken Pfortderastes verfolgen. Hier sind die nach dorsal gerichteten Äste der Pfortader zu erkennen, die das Segment 1 versorgen. Weiter links ist auf derselben Schnittebene zu erkennen, wie kurz nach der Biegung des linken Pfortader-

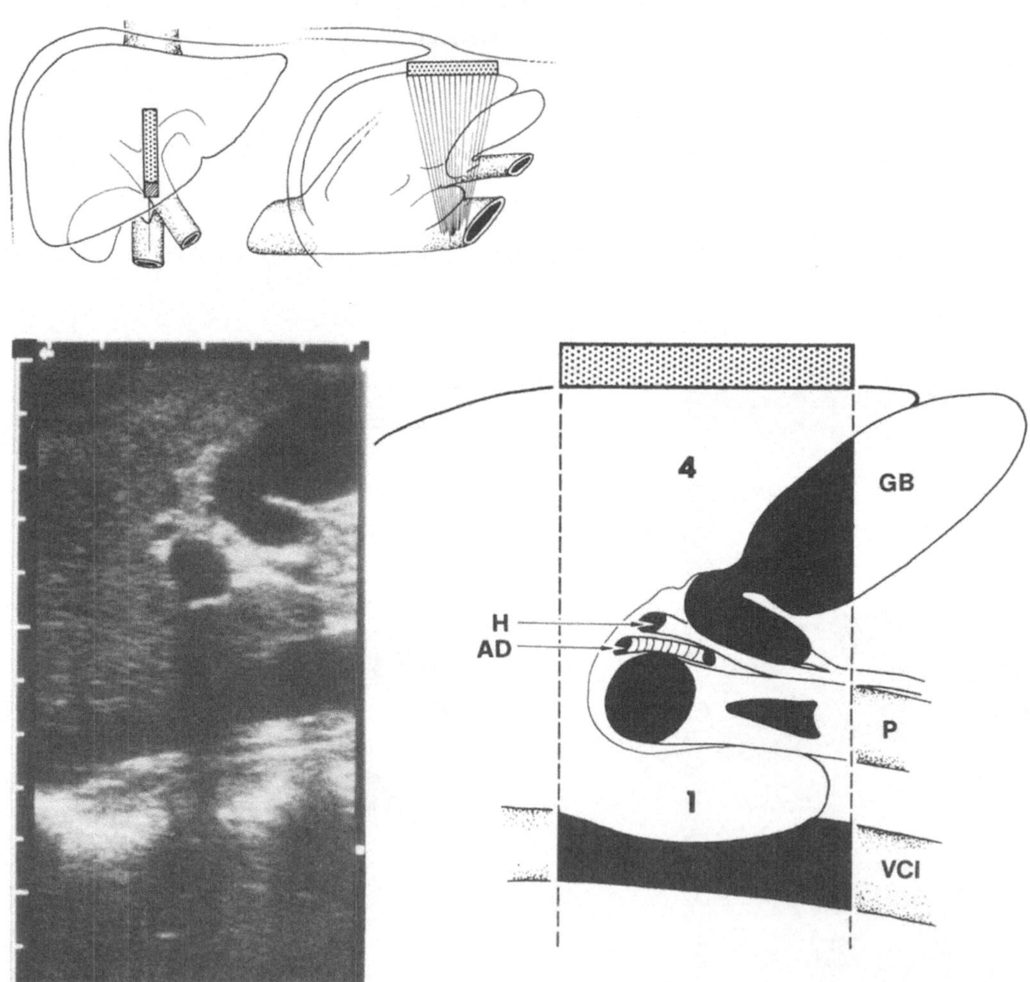

Abb. 17. Der Sagittalschnitt durch Gallenblase *(GB)* und V. cava inferior *(VCI)* zeigt, daß der Ductus hepaticus *(H)* ventral der Pfortaderbifurkation liegt. Zwischen Hepatikus und Pfortader liegt die A. hepatica dextra *(AD)*. Pfortader, Leberarterien und Gallenwegsast sind von echodichtem Bindegewebe, der Glissonkapsel, umgeben

astes nach ventral das Lig. teres hepatis anschließt. Dieses Ligament stellt sich sonographisch als gut begrenzte, echogene Linie dar, die die Hauptrichtung des linken Pfortaderastes verlängert. Kurz nach der Biegung des linken Pfortaderastes nach ventral entspringt leicht schräg nach dorsal verlaufend der das Segment 2 versorgende Pfortaderast. Etwas weiter ventral teilt sich der linke Pfortaderast in einer nahezu horizontalen Ebene in 2 Endäste, einen nach rechts verlaufenden, der das Segment 4 versorgt, und einen nach links ziehenden, der dem Segment 3 zugeordnet ist (Abb. 18).

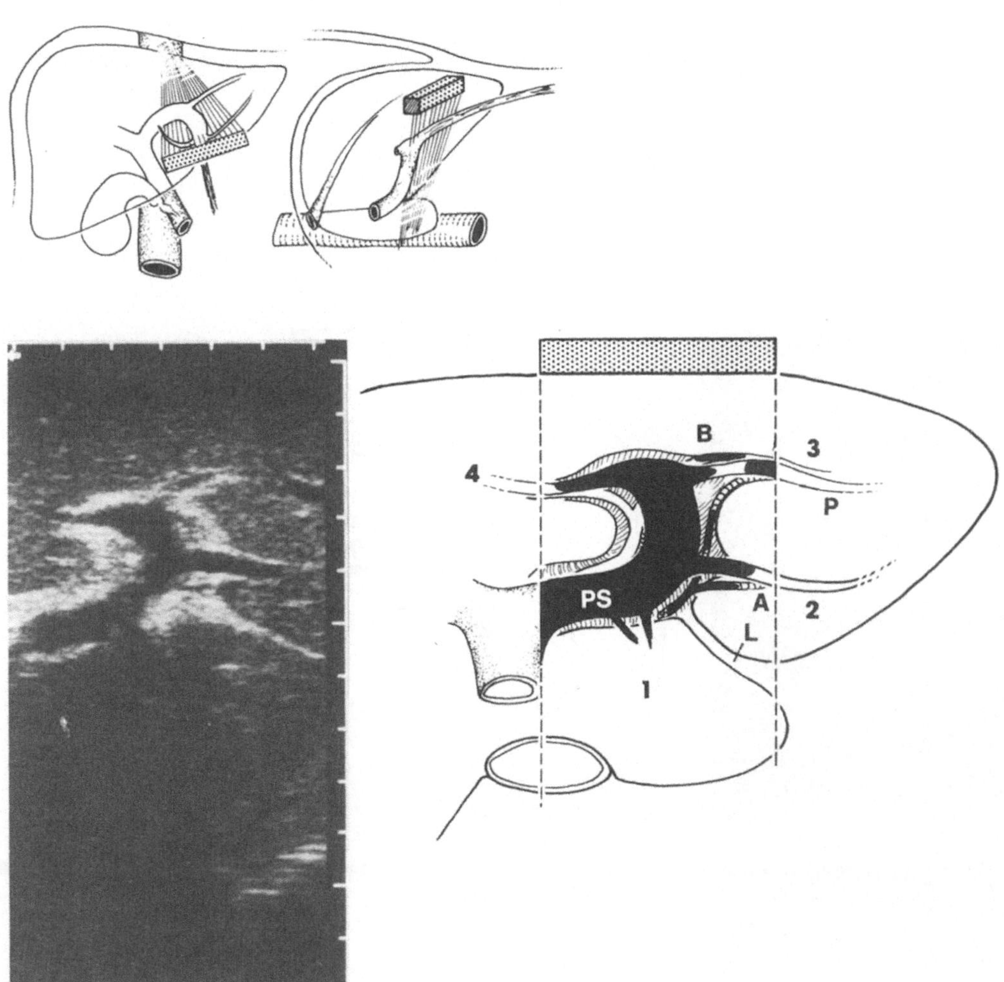

Abb. 18. Linker Pfortaderast *(PS)* mit seinen Verzweigungen, die die Segmente 1–4 versorgen. Die begleitenden Gallenwegs- *(B)* und Leberarterienäste *(A)* sind erkennbar. Der extrahepatische Abschnitt des linken Pfortadersystems *(PS)* verläuft horizontal, der intrahepatische Abschnitt nach anterior, wo er sich in die Segmentäste der Segmente 2–4 aufteilt. Die beiden Pfortaderäste, die das Segment 1 versorgen, entspringen aus dem extrahepatischen Abschnitt des linken Pfortaderastes. *L* Lig. teres. Transversalschnitt. Der Schallkopf ist median aufgesetzt, oberhalb der Insertion des Lig. teres hepatis

Rechter Pfortaderast. Von der Leberpforte aus verläuft der kurze Stamm des rechten Pfortaderastes leicht schräg nach kranial. Nach ungefähr 2 cm teilt er sich in 2 Äste auf (Abb. 19): Ein anteriorer Ast versorgt den anterioren Sektor, der aus den Segmenten 5 und 8 besteht. Diese Segmente liegen zwischen der mittleren und rechten Lebervene (Abb. 20 und 21). Der zugehörige Gallengang liegt im Verhältnis zum anterioren Ast des rechten Pfortadersystems in 80% kranial.

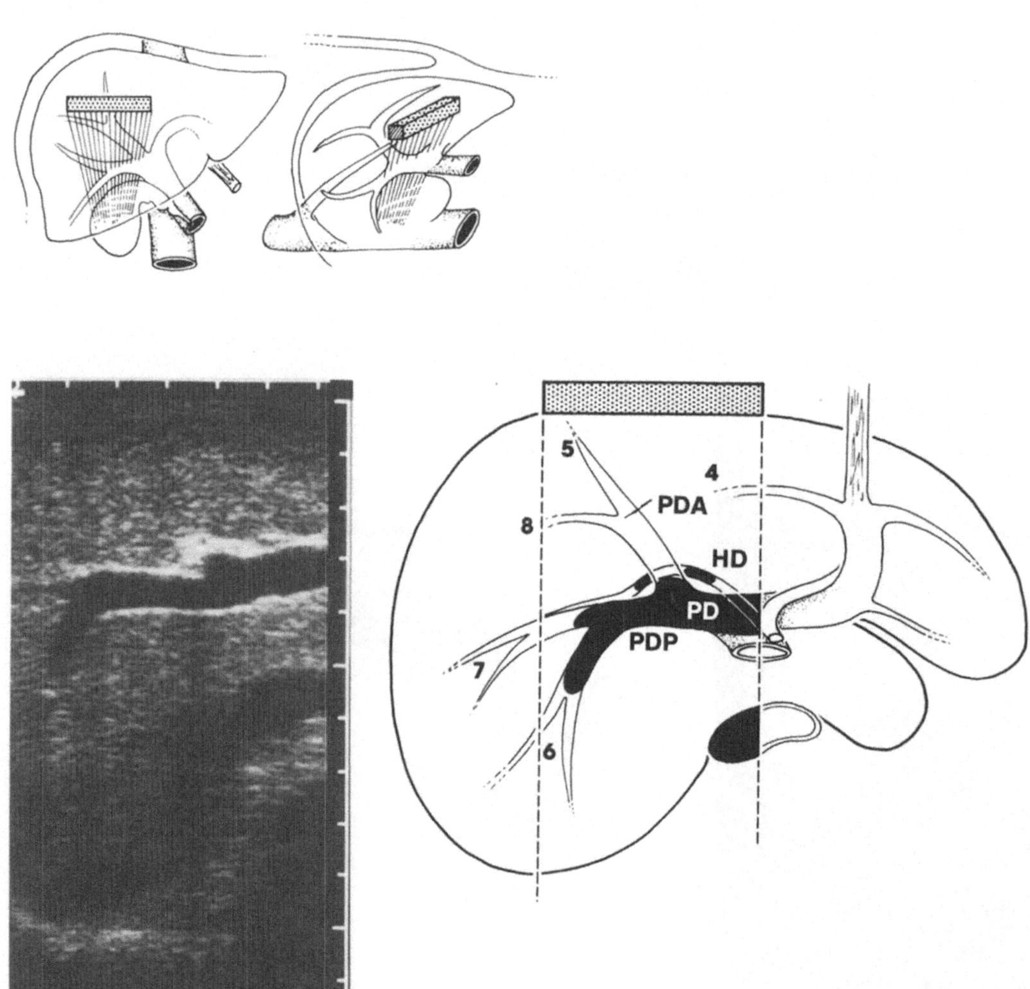

Abb. 19. Der rechte Pfortaderast *(PD)* teilt sich sehr rasch in einen anterioren Ast *(PDA)* und einen posterioren Ast (PDP) auf. Der anteriore Ast (PDA) versorgt die Segmente 5 und 8, der posteriore *(PDP)* die Segmente 6 und 7. Zu beachten ist, daß der rechte Hepatikus *(HD)* im Vergleich zum rechten Pfortaderast *(PD)* weiter anterior verläuft

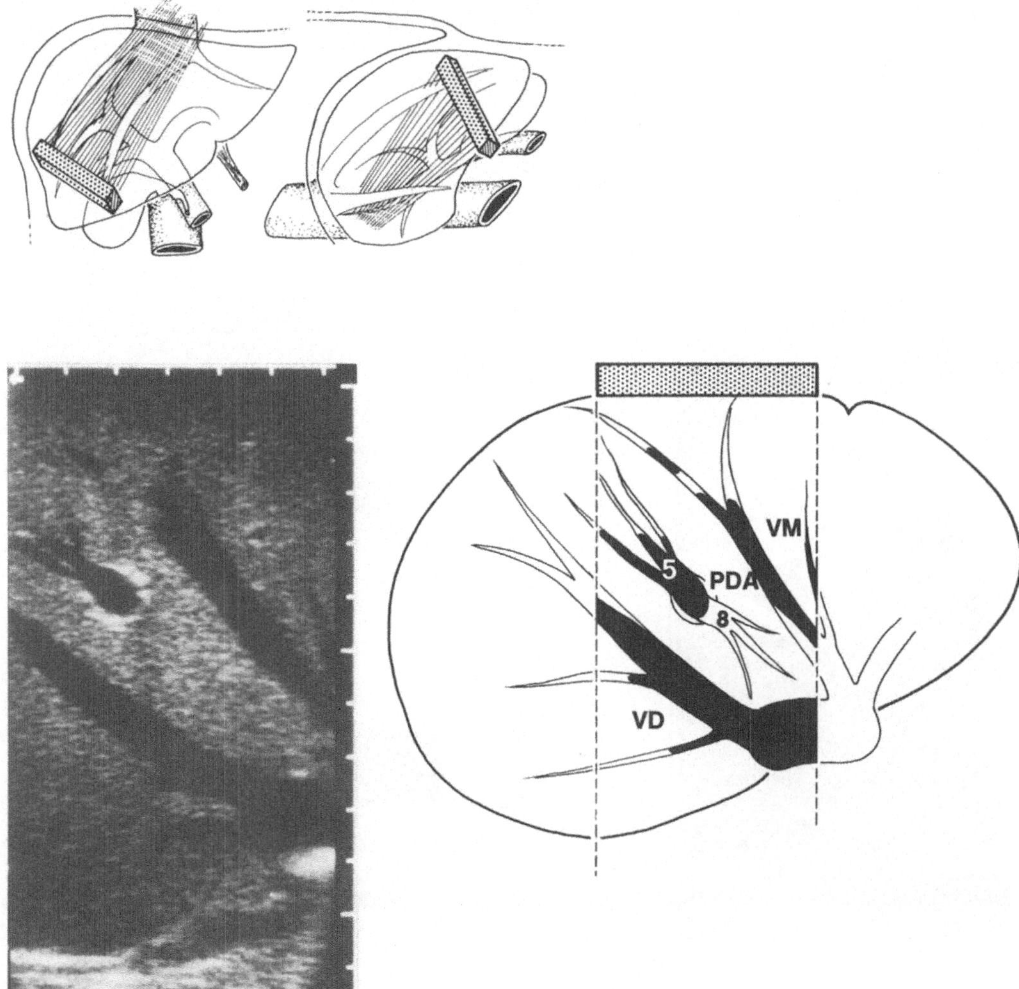

Abb. 20. Der anteriore Ast des rechten Pfortaderastes *(PDA)* teilt sich in 2 Segmentäste, die die Segmente 8 (kranial) und 5 (kaudal) versorgen. Die Segmente 5 und 8 bilden den anterioren Sektor des rechten Leberlappens, der zwischen der mittleren Lebervene *(VM)* und der rechten Lebervene *(VD)* liegt. Schrägschnitt. Schallkopflage rechts lateral kaudal. Der Schallstrahl ist nach kranial-medial gerichtet

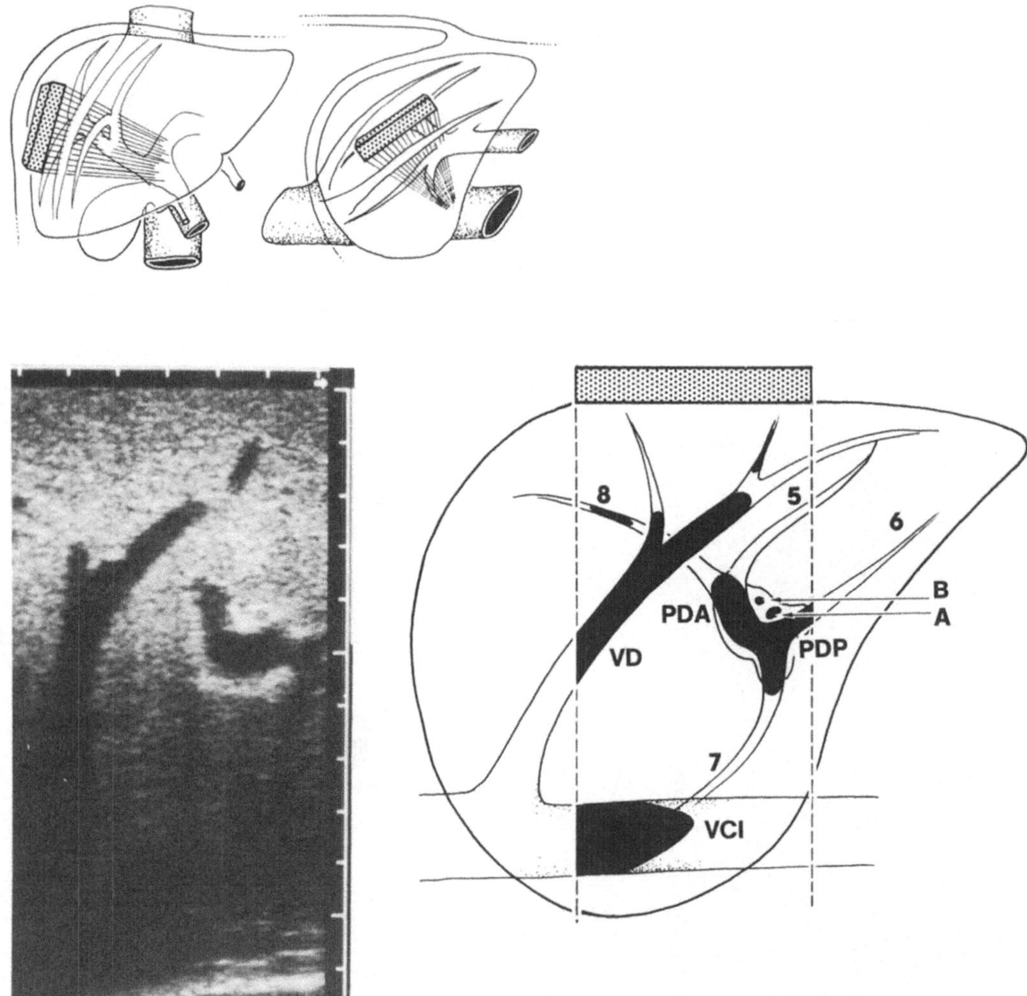

Abb. 21. Der rechte Pfortaderast teilt sich in einen Ast für den anterioren Sektor *(PDA)* und einen Ast für den posterioren Sektor *(PDP)* des rechten Leberlappens. Der anteriore Ast des rechten Pfortaderastes *(PDA)* versorgt die Segmente 5 und 8, der posteriore Ast *(PDP)* des rechten Pfortaderastes versorgt die Segmente 6 und 7. Zwischen diesen 4 Pfortadersegmentästen verläuft die rechte Lebervene *(VD)*, die den anterioren Sektor (Segment 5 und 8) vom posterioren Sektor (Segment 6 und 7) des rechten Leberlappens trennt. Frontalschnitt. Der Schallstrahl ist leicht nach dorsal gerichtet. *B* Gallenwegsast, *A* Leberarterienast

Der entsprechende Leberarterienast liegt meist kaudal des Pfortaderastes.

Der posteriore Ast teilt sich in mehrere Unteräste auf, die den posterioren Sektor (Segment 6 und 7) versorgen. Die komplette Untersuchung dieser Pfortaderabschnitte ist oft schwierig (Abb. 22). Die Position der Sonde läßt sich zur Untersuchung dieser Pfortaderäste nicht systematisch festlegen, da der Verlauf dieser Äste je nach Form der Leber stark variiert.

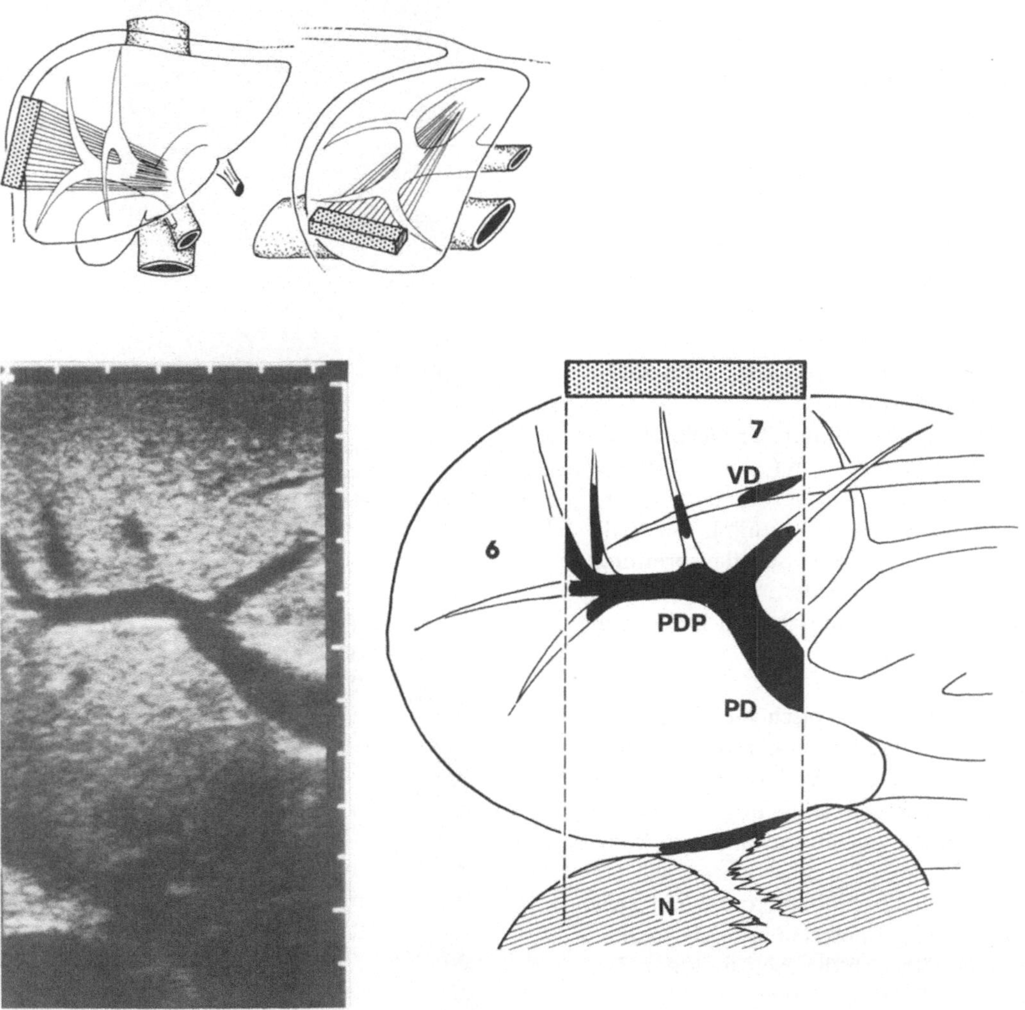

Abb. 22. Der posteriore Ast *(PDP)* des rechten Pfortaderastes *(PD)* teilt sich in 2 Gruppen von Endästen auf, von denen eine, die oft aus 2 oder 3 Venen besteht, nach kranial gerichtet ist (Segment 7); die andere, die oft aus 3 oder 4 Venen besteht, ist nach kaudal gerichtet (Segment 6). Dorsal die rechte Niere *(N)*. *VD* rechte Lebervene; Frontalschnitt

Tumoren

Die intraoperative Sonographie erlaubt die Darstellung von Tumoren, ihre exakte Lokalisation in der Leber und die Bestimmung ihrer Ausdehnung. Dadurch kann eine modifizierte chirurgische Technik eingesetzt werden.

Sonographische Symptomatologie der Tumoren [3]

Sonographische Kriterien, die auf einen Tumor hinweisen können:

- Echogenität: echoreichere oder echoärmere Struktur als das umgebende Leberparenchym. Echofreie Struktur.
- Homogenität: Ein Tumor kann sonographisch sowohl homogen als auch heterogen strukturiert sein.
- Schallabsorption: Hinter der Läsion kann der Schall verstärkt sein („dorsale Schallverstärkung") oder vermindert („verstärkte Schallabschwächung"). Schließlich kann die weitere Schallausbreitung völlig verhindert werden. In diesem Fall ist ein dorsaler Schallschatten hinter der Läsion zu sehen.

Echofreie Tumoren. Typisch hierfür ist die solitäre Leberzyste. Die unkomplizierte Leberzyste ist rund und völlig echofrei. Sie weist eine zarte, regelmäßige Begrenzung sowie eine kräftige dorsale Schallverstärkung auf (Abb. 23).

Die zystische Echinokokkose kann sich ebenfalls als völlig echofreie Läsion darstellen. Gelegentlich läßt sich die Ablösung der Zystenmembran (Endozyst) erkennen (Abb. 24). Wenn Tochterzysten vorliegen, sind Septen innerhalb der Läsion zu sehen. Die Zystenwand kann verdickt und echogen sein, was einer Verkalkung entspricht. Intraoperativ ist von Bedeutung, ob eine Kommunikation zwischen Zyste und Gallenwegen existiert. Diese häufige Komplikation der zystischen Echinokokkose hat therapeutische Implikationen (s. S. 54).

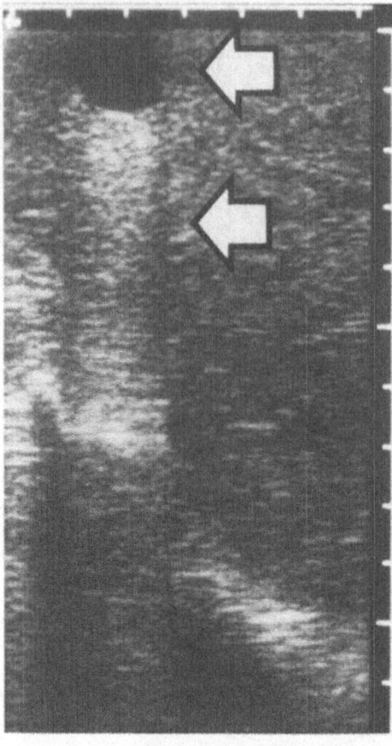

Abb. 23. Solitäre Leberzyste. Die Zyste ist vollkommen echofrei, die Begrenzung zart und regelmäßig *(oberer Pfeil).* Die relative dorsale Schallverstärkung *(unterer Pfeil)* ist deutlich erkennbar

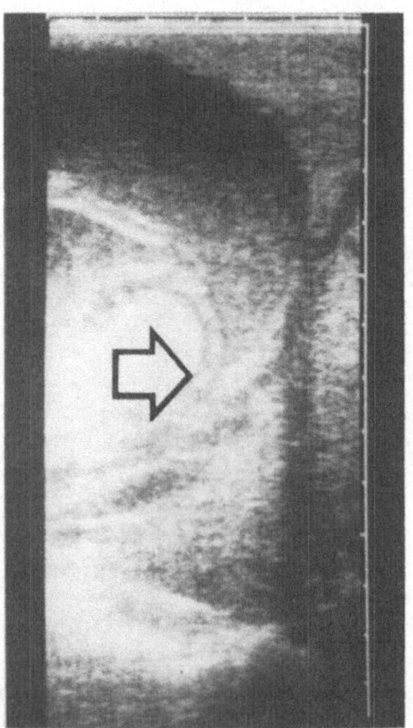

Abb. 24. Echinokokkuszyste. Echoarme Struktur. Ablösung der Zystenmembran *(Pfeil).* Septierungen

Echoreiche Tumoren. Echoreiche Tumoren sind − geordnet nach Häufigkeit − gutartige Tumoren (vor allem Hämangiome), Metastasen (v. a. Metastasen von gastrointestinalen Tumoren) und Leberzellkarzinome [8, 21].

Bei den Hämangiomen handelt es sich um sehr typische Befunde, da sie sehr echoreich, homogen, gut abgegrenzt und rund sind, v. a. wenn sie nur eine geringe Größe haben (Abb. 25). Sehr selten erscheinen Metastasen unter einem ähnlichen Bild, insbesondere Metastasen von Tumoren des Gastrointestinaltraktes. Meistens sind diese jedoch viel heterogener strukturiert und schlechter abzugrenzen. Außerdem weisen sie einen charakteristischen echoarmen Randsaum auf (Abb. 26) [14].

Die *echoarmen Läsionen* lassen prinzipiell die gleichen Differentialdiagnosen zu

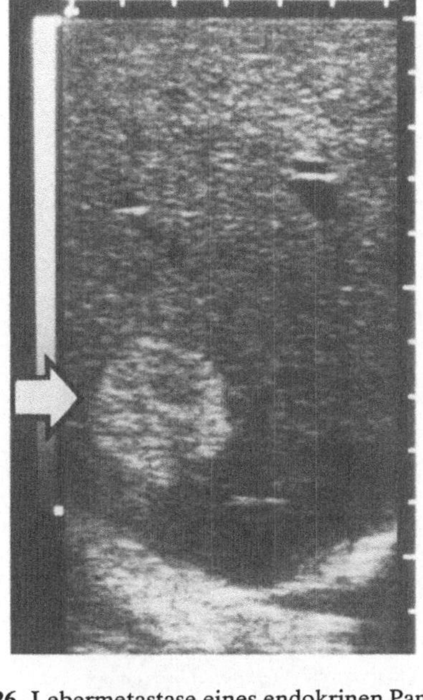

Abb. 26. Lebermetastase eines endokrinen Pankreastumors. Echoreiche, heterogen strukturierte Läsion von 3 cm Durchmesser, die von einem echoarmen Randsaum umgeben ist *(Pfeil)*

wie die echoreichen Läsionen. Aber − geordnet nach Häufigkeit − wird man zunächst an Metastasen (v. a. Metastasen von Primärtumoren außerhalb des Gastrointestinaltraktes) und maligne Lebertumoren denken, dann erst an benigne Tumoren. Leberzellkarzinome stellen sich sonographisch oft sehr heterogen strukturiert dar. Nicht selten ist dabei eine Thrombose des zuführenden Pfortaderastes zu erkennen. Häufig sind diese Kriterien jedoch nur schwer auszumachen, da Leberzellkarzinome sich vorwiegend auf dem Boden einer Leberzirrhose entwickeln, die schon an sich der Leber sonographisch ein heterogenes Aussehen verleiht. Das Leberzellkarzinom ist oft nur schwer abzugrenzen (Abb. 27). Kleinere Leberzellkarzinome sind besser abgegrenzt und daher leichter zu erkennen (Abb. 28).

Wenn die Struktur der Tumoren der normalen Leberstruktur ähnelt, ist der Tumor nur an einer Verdrängung der Gefäße im Leberparenchym zu erkennen (Abb. 29).

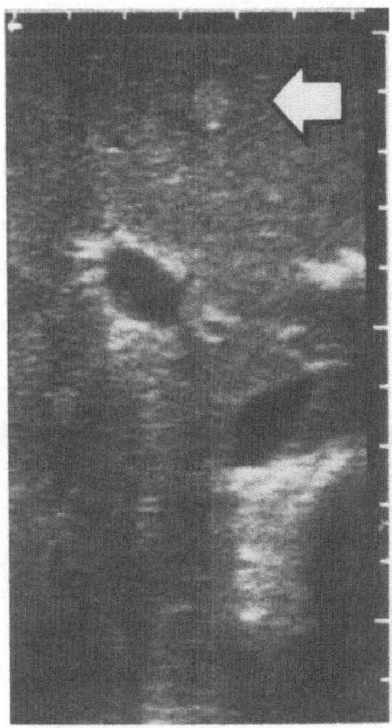

Abb. 25. Hämangiom. Echoreiche, homogene Struktur einer runden, gut begrenzten kleinen Läsion von 8 mm Durchmesser *(Pfeil)*

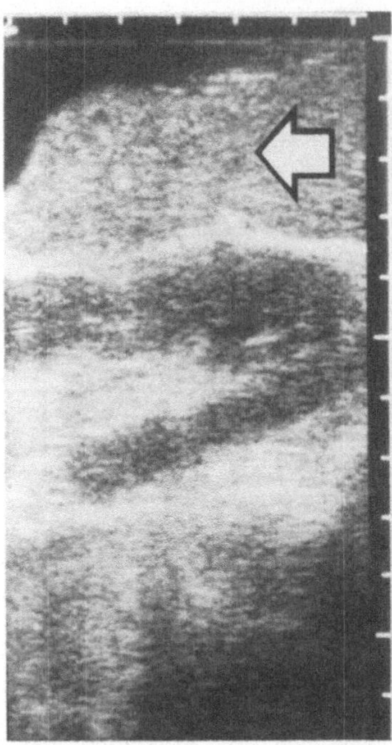

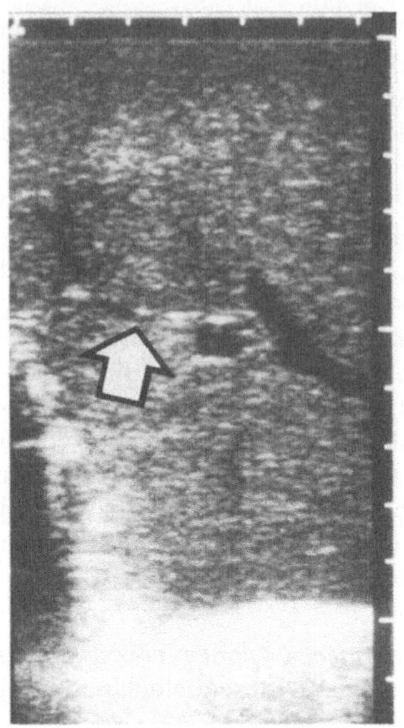

Abb. 27. Leberzellkarzinom auf dem Boden einer Leberzirrhose *(Pfeil)*. Erkennbar ist eine Zone gleicher Echodichte, jedoch größerer Heterogenität als das umgebende Leberparenchym. Der echoarme Randsaum erleichtert die Abgrenzung des Tumors

Abb. 29. Leberzellkarzinom auf dem Boden einer Leberzirrhose. Die Struktur des Tumors entspricht etwa der Struktur des umgebenden Leberparenchyms. Erkennbar ist der Tumor vor allem an einer Verdrängung einer Lebervene *(Pfeil)*

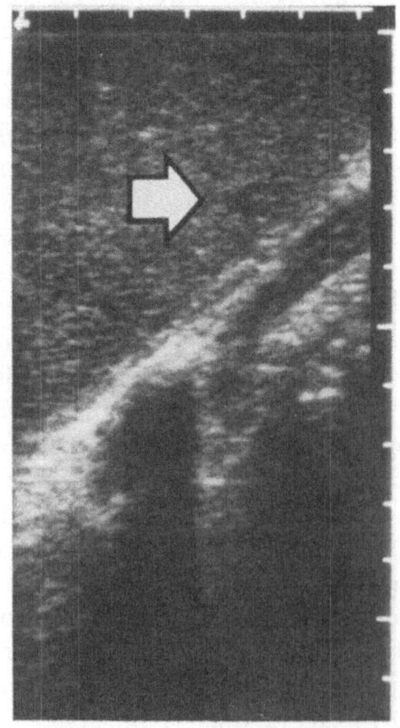

Untersuchungsschema

Darstellung des Tumors. Die sonographische Symptomatologie der Lebertumoren hat für die intraoperative Sonographie eine viel geringere Bedeutung als für die präoperative, perkutane Sonographie. Oft ist der Tumor schon durch die Zusammenschau von vorhergehender sonographischer Untersuchung, anderen bildgebenden Verfahren (Arteriographie, NMR, CT) oder Tumormarkern (α-Fetoprotein, CEA), gesichert worden. All diese Verfahren tragen zur Stellung der Operationsindikation bei [12].

◄ **Abb. 28.** Leberzellkarzinom auf dem Boden einer posthepatitischen Leberzirrhose. Echoarme, gut abgrenzbare Läsion von 7 mm Durchmesser *(Pfeil)*

Von Bedeutung ist die Darstellung des Tumors. Dazu muß eine minutiöse Untersuchung der Leber durchgeführt werden. Zwei Fehler sind unbedingt zu vermeiden: Einerseits die zu rasche Bewegung der Schallsonde, andererseits die falsche Einstellung der Verstärkung. Manchmal ist die Verwendung eines Wasservorlaufs von Vorteil oder die Plazierung der Sonde an die Leberunterfläche.

Darstellung der normalen vaskulären Leberstrukturen. Nach der Darstellung des Tumors werden die normalen intrahepatischen Gefäße aufgesucht und Gefäßanomalien dargestellt. Die Darstellung der 3 Lebervenen ist für jede Leberresektion von größter Bedeutung, aber auch die segmentalen Äste der Pfortader sind zu identifizieren (s. S. 12).

Lokalisation des Tumors im Verhältnis zu den normalen vaskulären Leberstrukturen. Der Tumor kann von den Lebervenen und Pfortaderästen weit entfernt liegen oder direkt an sie grenzen; er kann sie verdrängen oder in sie einwachsen. Die Operationstaktik wird vom Verhältnis des Tumors zu den umgebenden vaskulären Strukturen erheblich beeinflußt, so daß die exakte Untersuchung dieser Beziehung von größter Bedeutung ist [15].

Für einen Tumor der rechten Leberhälfte ist also das Verhältnis zur rechten und mittleren Lebervene wichtig — und, falls er klein ist, und eine Segmentresektion angestrebt wird — das Verhältnis zu den Segmentästen des rechtsseitigen Pfortadersystems. Das Verhältnis des Tumors zur mittleren Lebervene ist für eine ausgedehntere Leberresektion wichtig, wenn die Regeln der Tumorchirurgie eingehalten werden sollen (Abb. 30 und 31).

Man wird alle Verbindungen des Tumors mit vaskulären Strukturen aufsuchen und bei der Operation berücksichtigen. Ein großer Tumor z. B., der bei der intraoperativen Palpation auf den rechten Leberlappen beschränkt zu sein scheint, kann zu einer sonographisch erkennbaren Verdrängung der linken Lebervene führen. Eine bis dahin realistisch erscheinende Möglichkeit einer Hemihepatektomie ist dann natürlich unrealistisch (Abb. 32). Ein zentraler Lebertumor könnte z. B. die Leberpforte invadieren, die Pfortaderäste in Leberpfortenhöhe komprimieren oder die V. cava berühren.

Die sich ergänzenden bildgebenden Verfahren (präoperative Sonographie, Arteriographie, CT) können die Frage des Verhältnisses des Tumors zu den Gefäßen zum Teil beantworten. Die intraoperative Sonographie hat diesen Verfahren gegenüber den

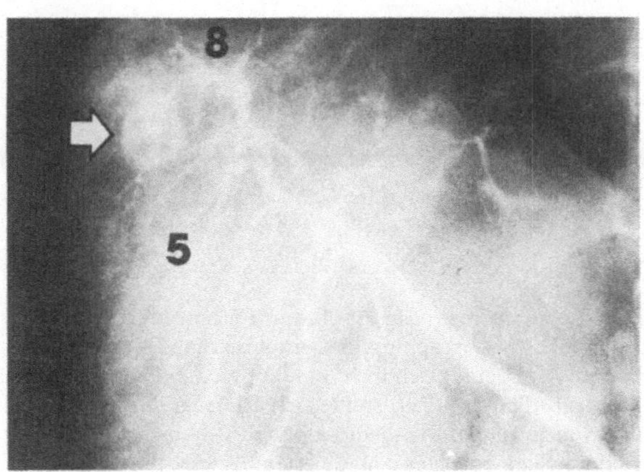

Abb. 30 A

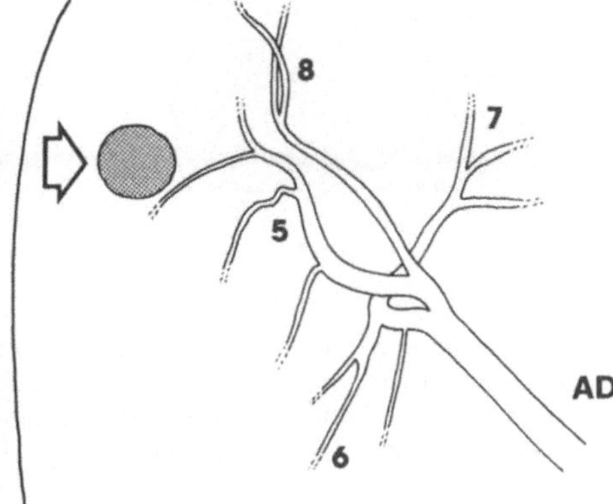

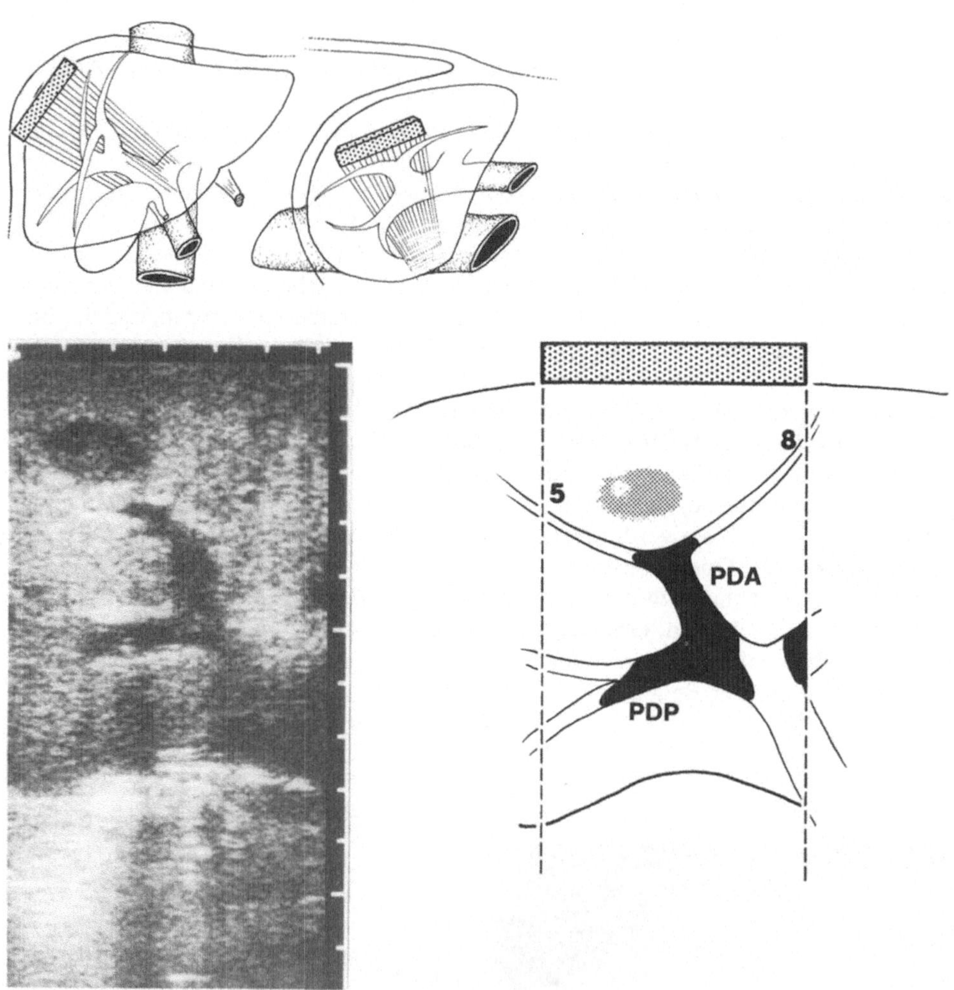

Abb. 30 B

Abb. 30. A 42jähriger Mann. Seit 4 Jahren posthepatitische Leberzirrhose. Ein erhöhter α-Fetoproteinspiegel (35 ng/ml, normal bis 6 ng/ml) war Anlaß zur Durchführung einer Sonographie. Sonographisch fand sich eine echoarme Läsion im rechten Leberlappen, die sich präoperativ-sonographisch nicht eindeutig einem Segment zuordnen ließ. Der von der rechten Leberarterie *(AD)* versorgte Tumor *(Pfeil)* stellte sich arteriographisch als zwischen den Segmenten 5 und 8 gelegen dar. Der Tumor war intraoperativ nicht palpabel. **B** Nur durch die intraoperative Sonographie konnte der Tumor eindeutig einem Segment, hier dem Segment 8 zugeordnet werden, so daß eine Segmentektomie durchgeführt werden konnte. *PDA* anteriorer Ast des rechten Pfortadersystems; *PDP* posteriorer Ast des rechten Pfortadersystems

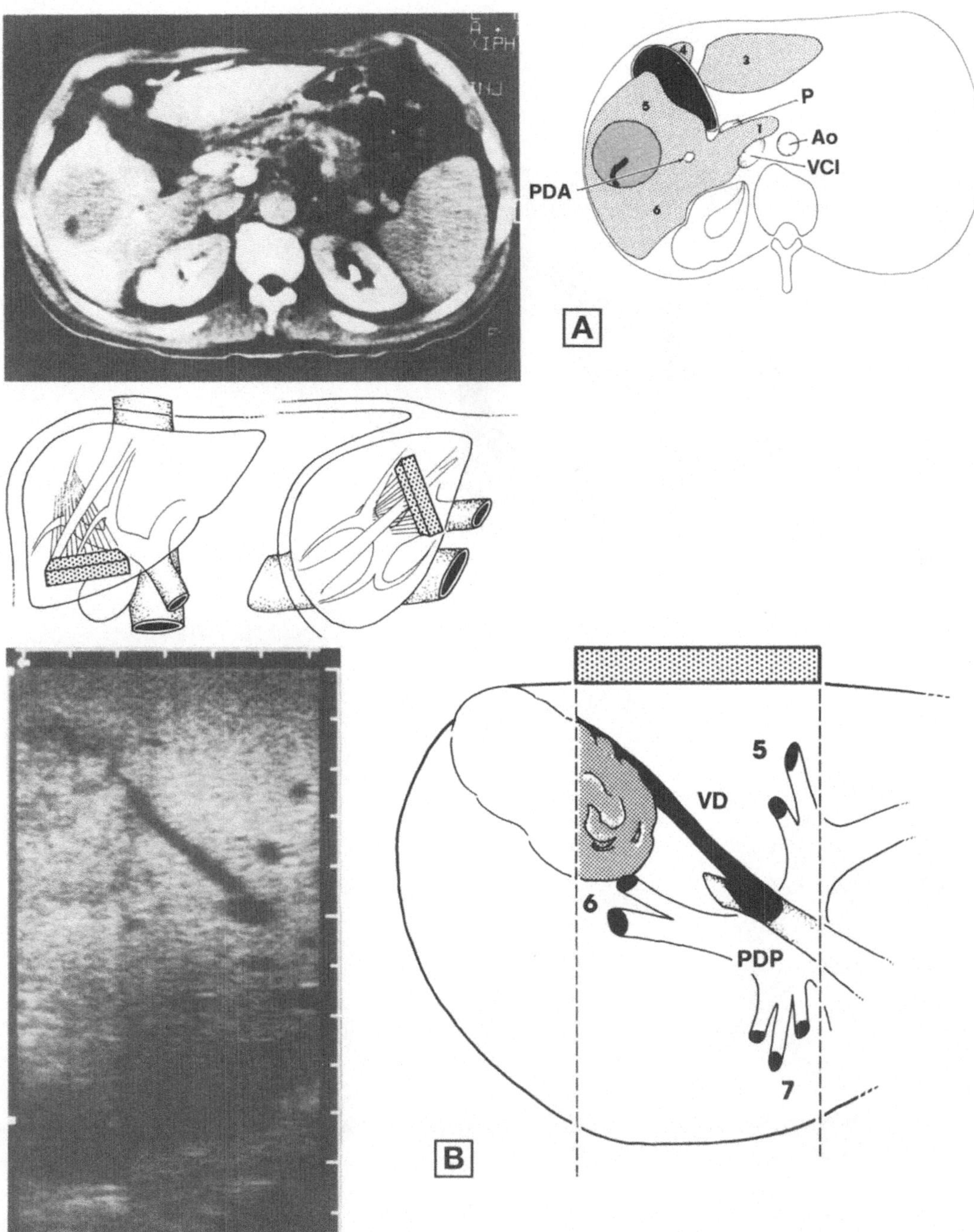

Abb. 31. A Computertomographie 8 Monate nach abdominoperinealer Rektumamputation wegen Rektumkarzinoms bei einem 63jährigen Patienten. Die präoperativ sonographisch diagnostizierte Metastase lag computertomographisch in den Segmenten 5 und 6. *Ao* Aorta, *VCI* V. cava inferior, *P* Pfortader, *PDA* anteriorer Ast des rechten Pfortadersystems. **B** Durch die intraoperative Sonographie konnte die exakte Lage des Tumors bestimmt werden. Ganz überwiegend lag er im Segment 6. Der Tumor wuchs jedoch in die rechte Lebervene *(VD)* ein, so daß eine Bisegmentektomie der Segmente 5 und 6 durchgeführt werden mußte. *PDP* posteriorer Ast des rechten Pfortadersystems

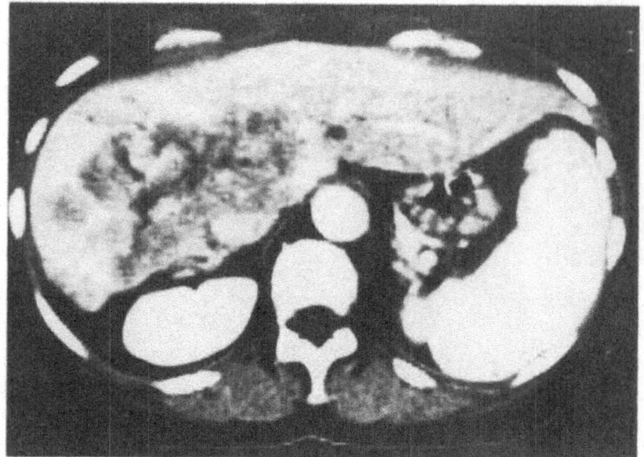

Abb. 32 A

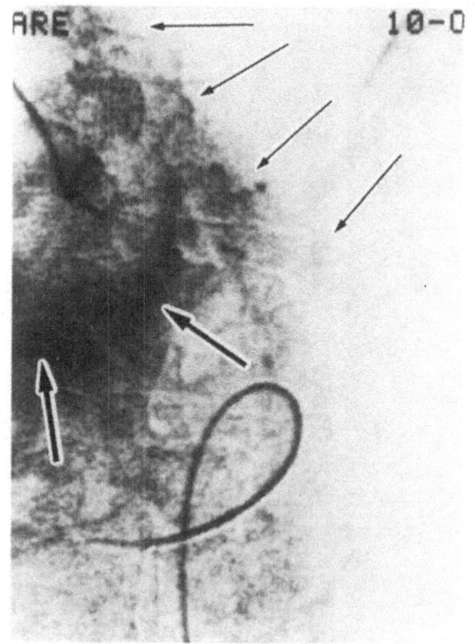

Abb. 32 B

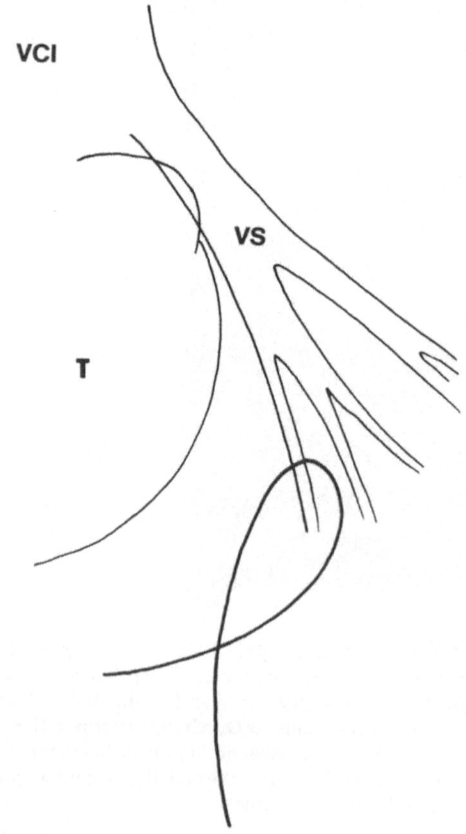

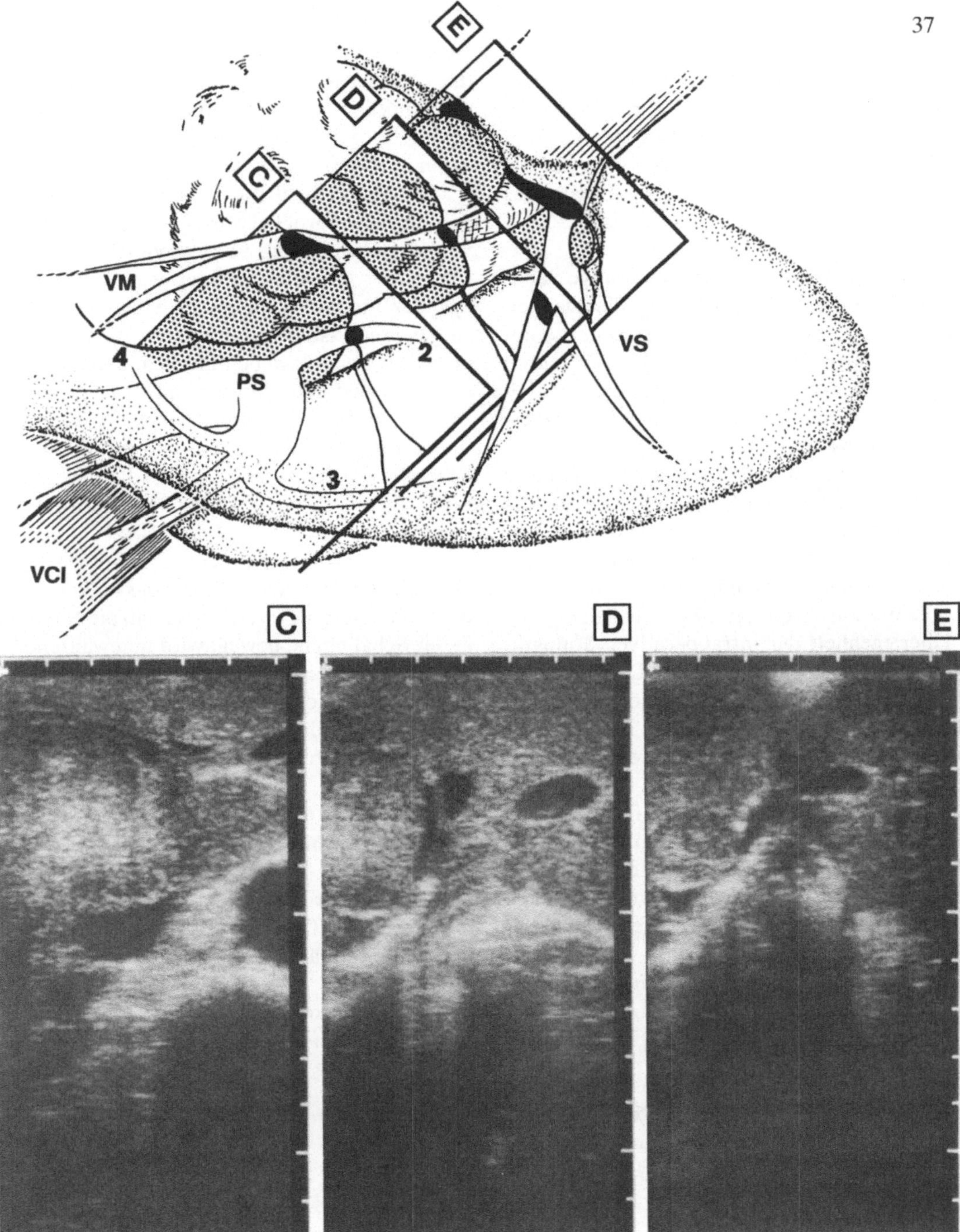

Abb. 32 C–E

Abb. 32. A 45jährige Frau mit voluminöser Lebermetastase eines endokrinen Pankreastumors. Alle präoperativen Untersuchungen einschließlich CT ließen nicht auf einen Befall des linken Leberlappens oder des Lobus caudatus schließen. **B** Bei der digitalen Angiographie erschien die linke Lebervene *(VS)* frei durchgängig. *T* Tumor. *VCI* V. cava inferior. **C–E** Die intraoperative Sonographie zeigt, daß der Tumor in den Lobus caudatus penetriert und die Einmündung der linken Lebervene *(VS)* von dorsal umgreift. Dadurch ist eine Resektion nicht mehr möglich

Vorteil der größeren Genauigkeit. (Ein Grund liegt in der Möglichkeit, jede beliebige Schnittebene zu realisieren.) Die intraoperative Sonographie ermöglicht die Projektion dieser vaskulären Strukturen auf die Leberoberfläche, wodurch die Ebene des operativen Schnittes festgelegt wird.

Tumorausdehnung. Die intraoperative Sonographie ermöglicht gleichzeitig die Darstellung von Tumoren oder Metastasen, die mit den präoperativen bildgebenden Verfahren nicht entdeckt worden sind, wie das bei kleineren Tumoren von unter 25 mm Durchmesser meistens der Fall ist.

In Tabelle 1 sind die Ergebnisse einer prospektiven Studie dargestellt, an der 34 Patienten mit gesichertem Lebertumor teilnahmen. Davon wurden 32 arteriographiert. Alle Patienten wurden präoperativ und intraoperativ sonographiert. Die Tabelle zeigt die Überlegenheit der intraoperativen Sonographie für Tumoren unter 10 mm Durchmesser.

Die Entdeckung dieser Läsionen hat eine entscheidende Bedeutung für das chirurgische Vorgehen. Eine Leberresektion wegen einer präoperativ offensichtlich solitären malignen Leberläsion ist nicht indiziert und kann vermieden werden, wenn sich bei der intraoperativen Sonographie andere Tumoren – auch kleine – eventuell nicht palpable – im anderen Leberlappen ergeben.

Biopsie des Tumors zur Dignitätsbestimmung. Wenn die Läsion erst einmal nachgewiesen ist, ist die wichtigste Frage die der Histologie. Nur durch eine Punktion läßt sich die Dignität mit Sicherheit festlegen. Oft ist die Punktion nicht durchführbar, ohne ausgedehnte Mobilisation der Leber, vor allem, wenn der Tumor weit dorsal liegt.

Die unter Sicht durchgeführte Punktion wird mit einer großkalibrigen Menghini-Nadel von 19 Gauge durchgeführt, wodurch ein ausreichender und nicht frakturierter Gewebezylinder für die histologische Untersuchung zu gewinnen ist. Wir punktieren stets durch normales Lebergewebe hindurch, damit eine punktionsbedingte Blutung im Notfall gestillt werden kann. Andererseits soll der Punktionsort so gewählt werden, daß er im möglicherweise zu resezierenden Parenchym liegt, damit keine Tumorzellen verbreitet werden.

Zur Punktion muß eine Punktionsvorrichtung mit fixiertem Punktionswinkel an der Sonde befestigt werden, so daß die Nadel in der Schallebene bewegt wird und während des Vorschiebens beobachtet werden kann. Um die Reflexion an der Nadelspitze zu verbessern, sollte die Spitze der Punktionsnadel etwas aufgerauht werden (Abb. 33).

Modifiziertes chirurgisches Vorgehen

Der Beitrag der intraoperativen Sonographie modifiziert die Operationstaktik in der Chirurgie der primären und sekundären Lebertumoren.

Wir gehen nach folgendem Schema vor: In einem ersten Eingriff mit kleinem Bauch-

Tabelle 1. Sensitivität von selektiver Arteriographie ($n = 70$), präoperativer Sonographie ($n = 80$), intraoperativer Sonographie ($n = 80$) in der Diagnostik umschriebener Leberläsionen

	Gesamt ($n = 80$) [%]	Läsionen bis 25 mm ($n = 17$) [%]	Läsionen bis 10 mm ($n = 26$) [%]
Selektive Arteriographie	51	29	4
Präoperative Sonographie	69	82	15
Intraoperative Sonographie	81	88	50

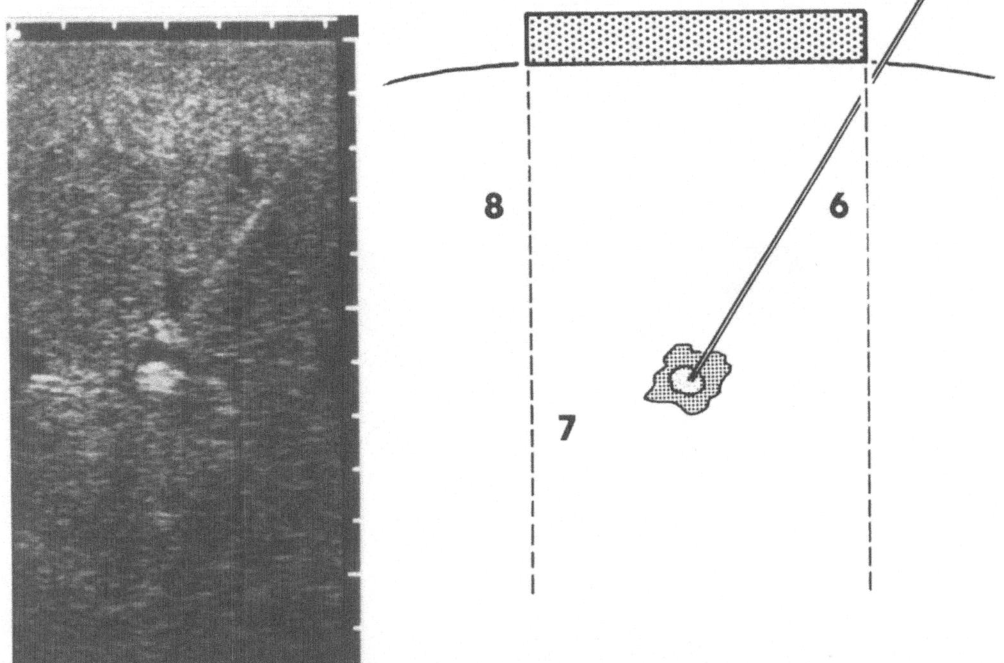

Abb. 33. 48jähriger Mann mit großer Lebermetastase im Segment 3, die präoperativ sonographisch gefunden wurde, nachdem sich ein erhöhter CEA-Spiegel herausgestellt hatte. Präoperativ wurden keine weiteren Metastasen gefunden. Intraoperativ-sonographisch ließ sich eine echoreiche, heterogene Struktur von 8 mm Durchmesser mit echoarmem Halo im Segment 7 darstellen. Durch die sonographisch gezielte Punktion ließ sich die Diagnose einer weiteren Metastase stellen

deckenschnitt wird die Bauchhöhle exploriert. Gleichzeitig wird eine intraoperative Sonographie der Leber durchgeführt, um eine eventuell vorliegende Kontraindikation für den folgenden Eingriff aufzudecken. Wenn keine Kontraindikation zur Operation vorliegt, wird in einem zweiten Schritt der Bauchdeckenschnitt erweitert, um die Exploration zu komplettieren. Falls nötig, wird dabei die Leber mobilisiert, um unter sonographischer Kontrolle Punktionen durchzuführen. Schließlich spielt die intraoperative Sonographie beim dritten Schritt, der Resektion, eine erhebliche Rolle bei der Festlegung der Schnittführung.

Chirurgie der auf dem Boden einer Leberzirrhose entstandenen Leberzellkarzinome. Der Beitrag der Sonographie ist hier fundamental. Sehr oft macht die Konsistenz des Parenchyms die palpatorische Erfassung des Tumors unmöglich, vor allem, wenn dieser klein oder in der Tiefe lokalisiert ist. Die Darstellung und die Lokalisation des Tumors ist daher von besonderer Bedeutung.

Der „Pfortaderfaktor" hat offensichtlich bei diesen Tumoren große Bedeutung (Abb. 34): Die intrahepatische Ausbreitung eines Leberzellkarzinoms erfolgt meistens durch eine portale Dissemination [7, 19]. Die intrahepatischen Pfortaderäste stromaufwärts eines Leberzellkarzinoms zeigen in 60–70% der Fälle einen Tumorbefall [18]. Ganz selten findet sich zusätzlich eine Lebervenenthrombose. Wenn ein Tumorthrombus existiert, breitet er sich gegen den Strom − zum Pfortaderstamm hin − aus. An jeder Pfortaderbifurkation können kleine Tumoremboli in die Peripherie der primär tumorfreien Lebersegmente verschleppt werden, so daß sich dort Metastasen bilden können [13]. Die moderne Tumorchirurgie der Leberzellkarzinome zielt

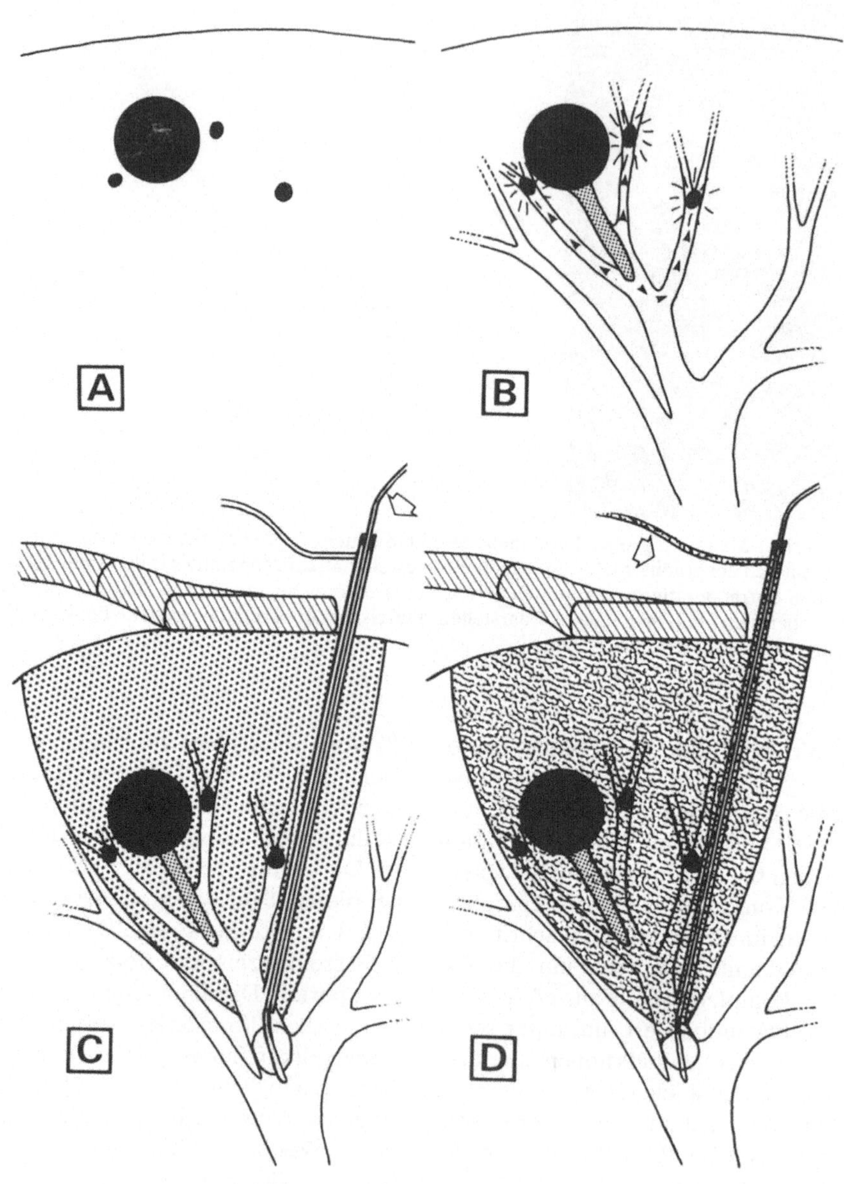

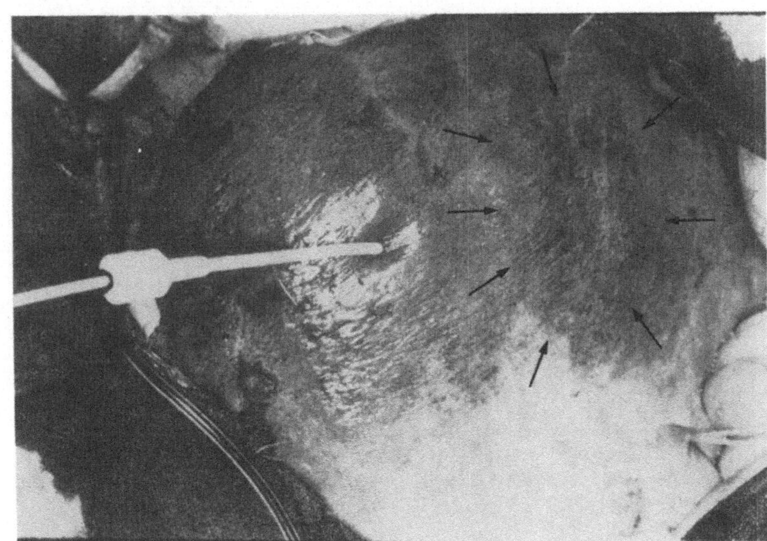

<Abb. 34A–E. Modifizierte chirurgische Taktik beim primären Leberzellkarzinom. **A** Klassischer Befund eines Primärtumors, der von Metastasen umgeben ist. **B** Diese Metastasen liegen im Bereich von Pfortaderästen, in die Teile eines nach proximal wachsenden Tumorthrombus embolisiert sind. **C** Punktion und Einführung eines Ballonkatheters in den proximal des Tumorthrombus gelegenen Pfortaderast. **D** Nach Okklusion dieses Pfortaderastes wird ein Farbstoff injiziert, der das gesamte Segment anfärbt, das möglicherweise Tumorzellen enthält. **E** Punktionsbesteck und Katheter in situ. Nach Injektion des Farbstoffes in den Pfortaderast ist auf der Leberoberfläche das zugehörige Lebersegment abzugrenzen

darauf ab, alle Lebersegmente zu resezieren, deren Pfortaderäste möglicherweise Tumorzellen enthalten: Dabei handelt es sich um das gesamte Pfortadersystem stromabwärts des Tumorthrombus.

Oft gelingt es, die Resektion auf dieses Gebiet zu beschränken. Die kleinstmögliche Resektion ist anzustreben, weil das Risiko einer postoperativen Leberinsuffizienz besteht, wenn zu viel intaktes Parenchym reseziert wird. Nur durch die intraoperative Sonographie läßt sich dieses Gebiet exakt definieren: Die befallenen Pfortaderäste sind erkennbar. Der Tumorthrombus im Pfortadersystem stellt sich als echoreicher Zapfen im Lumen eines normalerweise echofreien Pfortaderastes dar, der von der Glissonkapsel umgeben ist (Abb. 35 und 36). Die der Leberpforte am nächsten gelegene Pfortaderbifurkation ist ebenfalls erkennbar und kann punktiert werden (Abb. 37). Mit Hilfe eines

angiographischen Einführungsbestecks läßt sich ein Ballonkatheter in das Pfortaderlumen einführen, so daß das abhängige Pfortadersystem okkludiert werden kann. Nach Präparierung der Leberpfortenstrukturen und Abklemmen des zuführenden arteriellen Astes wird ein Farbstoff (Methylenblau) in die betroffenen Pfortadersegmente injiziert. Die Oberfläche und das Innere dieser Segmente färben sich blau an, so daß das zu resezierende Parenchym leicht zu erkennen ist. Die selektive Pfortaderokklusion durch den Ballonkatheter erleichtert die Resektion erheblich (Abb. 38). Die Chirurgie der Leberzellkarzinome ist heute also eine Chirurgie der Segmentektomie oder Subsegmentektomie [2, 10].

Die Resektion ist die einzige Therapie, durch die ein Patient mit Leberzellkarzinom auf ein längeres Überleben hoffen kann. Die neuesten Untersuchungen aus Japan [11] und

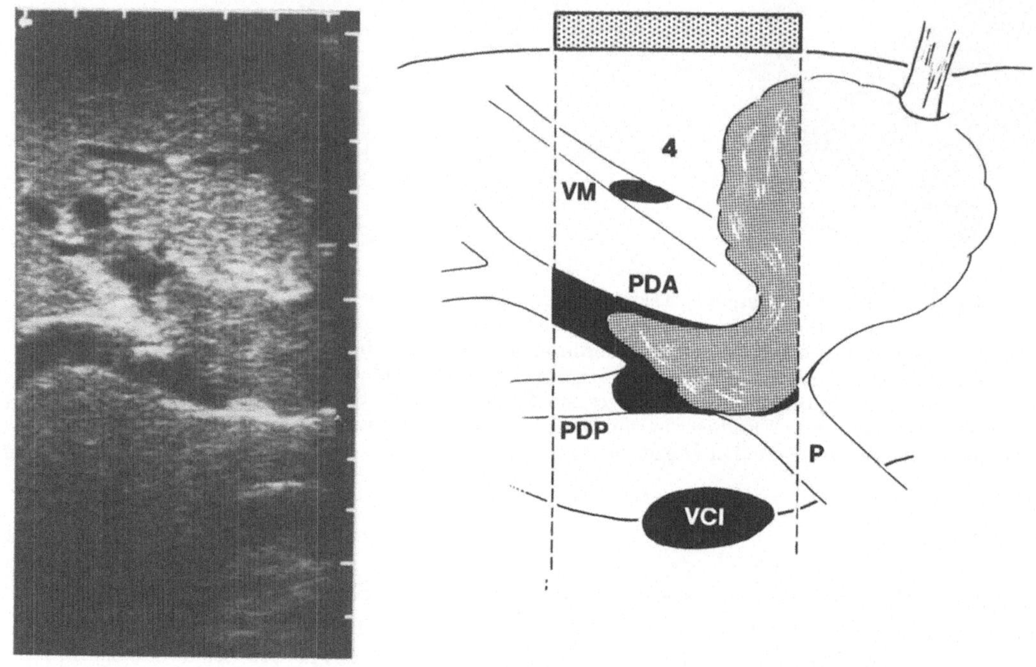

Abb. 35. 55jähriger Mann mit alkoholtoxischer Leberzirrhose und Leberzellkarzinom der Segmente 3 und 4. Die präoperative Sonographie ergab einen Tumor im Segment 4 und eine Tumorthrombose, die auf den linken Pfortaderast begrenzt zu sein schien. Bei der intraoperativen Sonographie stellte sich heraus, daß der Thrombus die Pfortadergabel und den rechten Pfortaderast erreicht hatte, ohne jedoch in die Wand einzuwachsen. Eine linksseitige Hemihepatektomie mit Desobliteration des rechten Pfortaderastes konnte durchgeführt werden. *VM* mittlere Lebervene, *PDP* Pfortaderast des posterioren Sektors des rechten Leberlappens, *PDA* Pfortaderast des anterioren Sektors des rechten Leberlappens, *VCI* V. cava inferior, *P* Pfortader

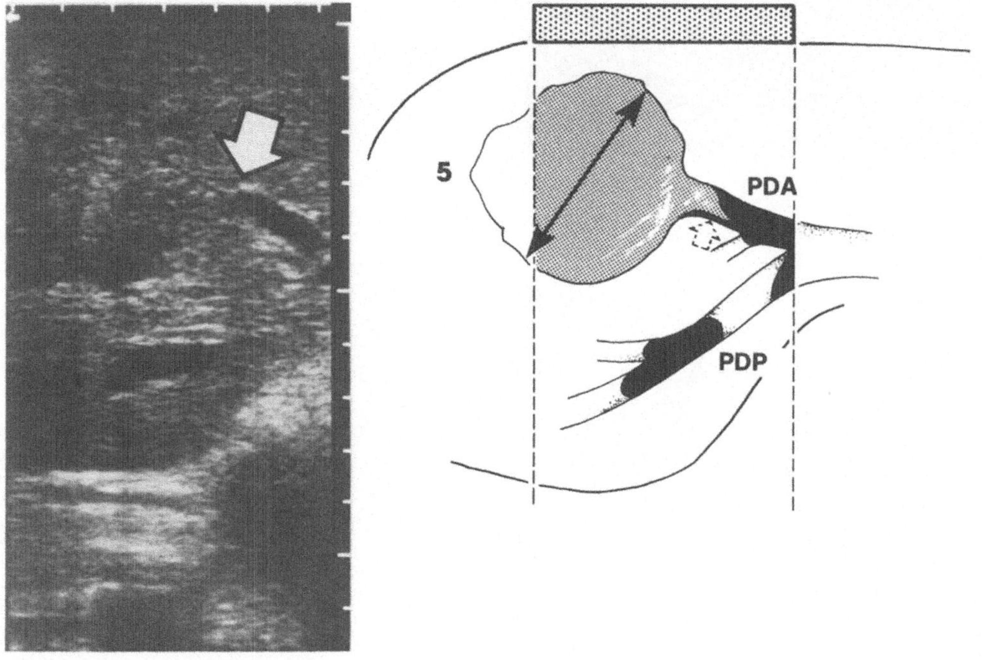

Abb. 36. 58jähriger Mann mit alkoholtoxischer Leberzirrhose und Leberzellkarzinom, das nach der präoperativen Sonographie auf das Segment 5 beschränkt schien. Die intraoperative Sonographie ermöglichte die exakte Zuordnung des 4,5 cm messenden Tumors. Der dem Segment 5 zugeordnete Pfortaderast zeigt einen intraluminalen Thrombus von 5 mm Durchmesser und 1 cm Länge *(Pfeil)*. *PDA* Pfortaderast, der den anterioren Sektor des rechten Leberlappens versorgt; *PDP* Pfortaderast, der den posterioren Sektor des rechten Leberlappens versorgt

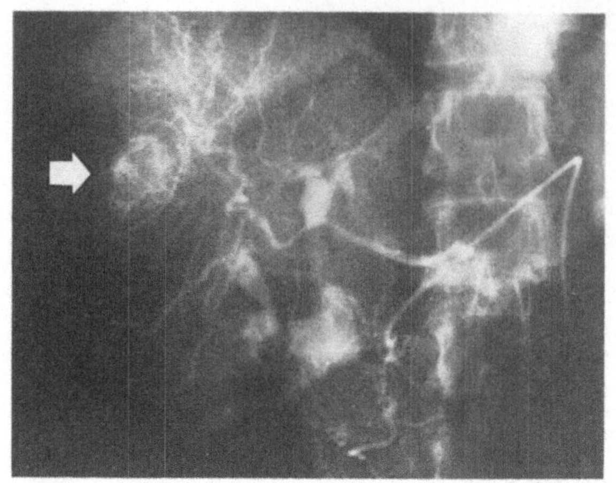

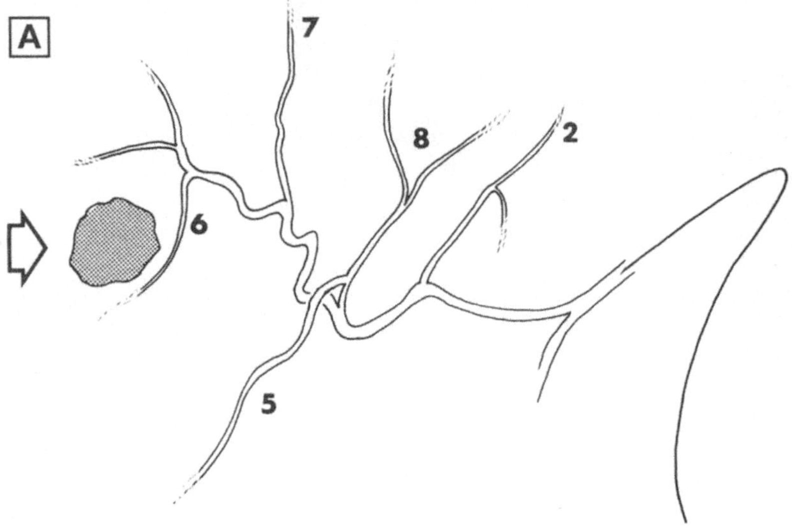
A
7
8
2
6
5

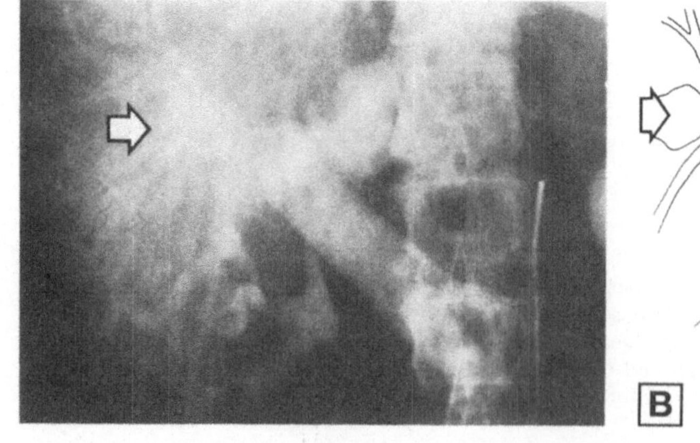

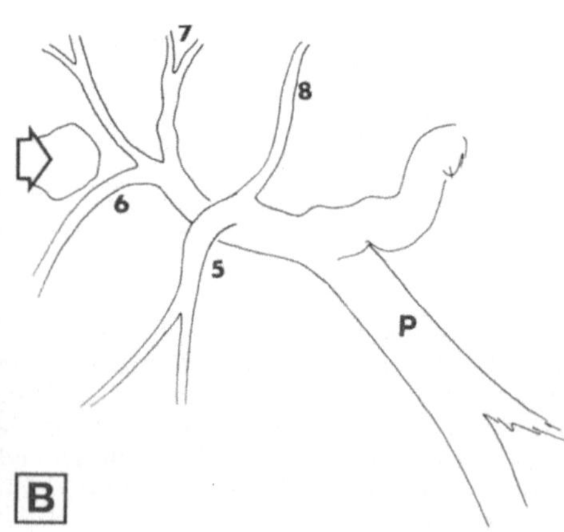
7
8
6
5
P
B

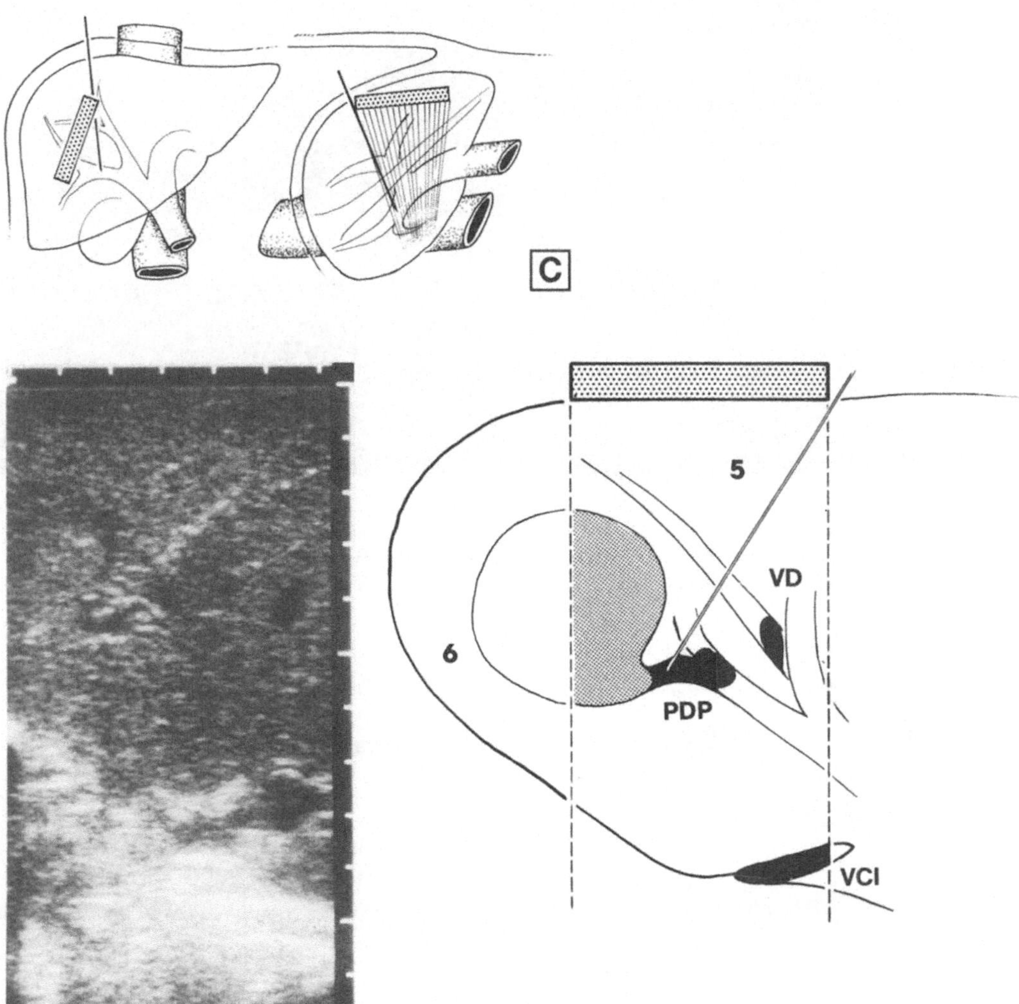

◄ **Abb. 37 A–C.** 55jähriger Mann mit posthepatitischer Leberzirrhose und Leberzellkarzinom. Die präoperative Sonographie, die als Screeningverfahren bei negativem α-Fetoprotein durchgeführt wurde, zeigte, daß der Tumor im Segment 6 liegt. Die Arteriographie präzisiert die Lokalisation im Segment 6. Ein Hinweis für eine Pfortaderthrombose findet sich nicht. **C** Bei der intraoperativen Sonographie stellt sich heraus, daß der den Tumor versorgende Pfortaderast durch eine Thrombose verschlossen ist. Punktion unter sonographischer Kontrolle zur Anfärbung des diesem Pfortaderast zugeordneten Leberparenchyms. *VD* rechte Lebervene, *PDP* Pfortaderast des posterioren Sektors des rechten Leberlappens, *VCI* V. cava inferior

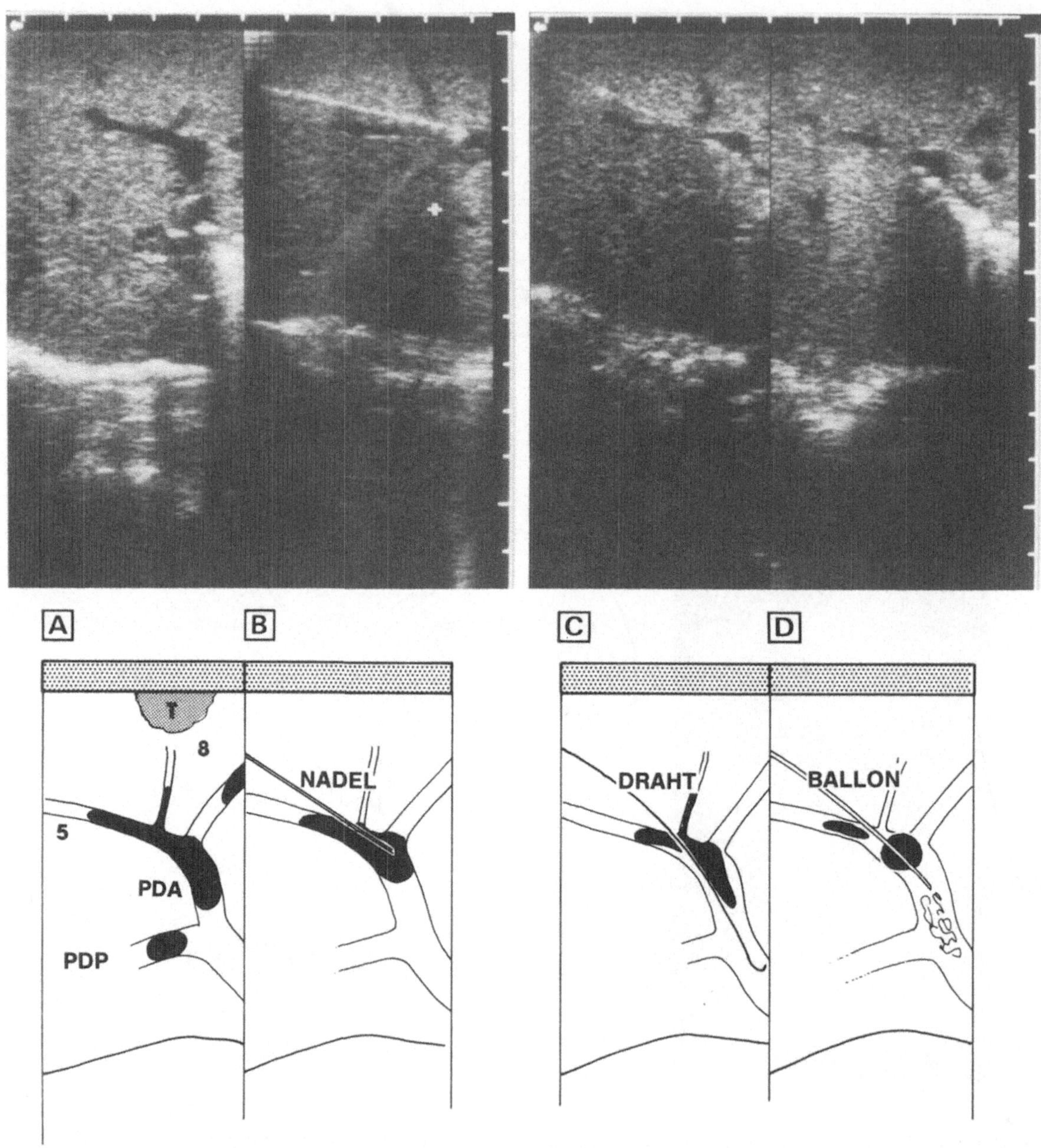
A
B
C
D
T
8
5
PDA
PDP
NADEL
DRAHT
BALLON

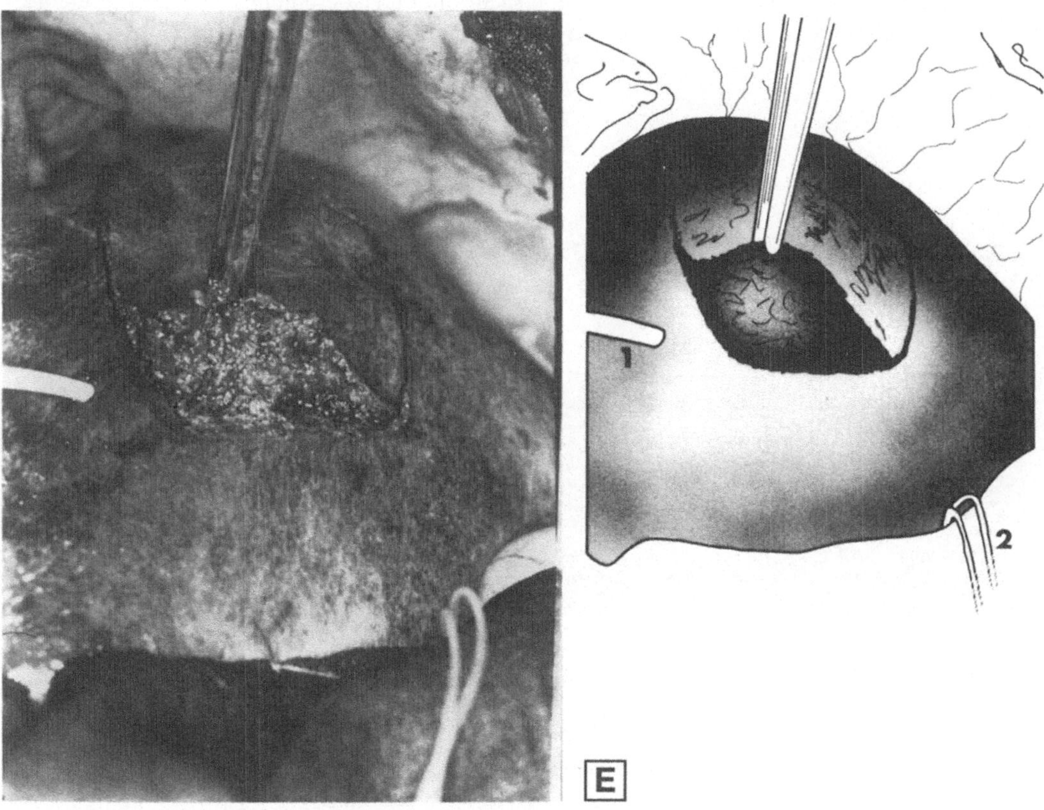

▲
◄ **Abb. 38 A–E.** 62jähriger Mann mit Leberzellkarzinom auf dem Boden einer Leberzirrhose. Die präoperative Sonographie und die Arteriographie lokalisierten den Tumor in das Segment 8. Dieser Befund ließ sich intraoperativ bestätigen: Der 2 cm messende Tumor lag im rechten Abschnitt des Segmentes 8. **A** Darstellung des den Tumor versorgenden Pfortaderastes. **B** Punktion des Pfortaderastes mit einer 18-Gauge-Nadel. **C** Einführung eines Führungsdrahtes. **D** Einführung eines Ballonkatheters, durch den der den Tumor versorgende Pfortaderast okkludiert werden kann. **E** Ballonkatheter und Einführungsbesteck in situ *(1)*. Schlinge *(2)*, mit der die A. hepatica angeschlungen wird. Das angefärbte Lebersegment *(3)* läßt sich so unter selektiver Pfortaderblockade ohne größeren Blutverlust entfernen. *PDA* Pfortaderast des anterioren Sektors des rechten Leberlappens

China [22] geben für derart behandelte Patienten mit kleinen Leberzellkarzinomen Fünfjahresüberlebensraten von über 50% an.

Wenn eine Resektion nicht möglich ist — z.B. bei zu großen Tumoren oder bei disseminierten Tumoren, durch deren Resektion zu wenig intaktes Parenchym belassen würde —, haben wir unter sonographischer Kontrolle eine Embolisation der den Tumor versorgenden Pfortaderäste durchgeführt (Abb. 39 B–D). Dadurch läßt sich einer ausgedehnteren Pfortaderinvasion vorbeugen, die zu einer portalen Hypertension und möglicherweise zu einer Ösophagusvarizenblutung führt. Zusammen mit der intermittierenden Abklemmung der Leberarterie (durch eine Silastikschlinge um den arteriellen Ast, der den tumorhaltigen Leberteil versorgt) verursacht die Pfortaderembolisation eine Ischämie des Tumors, die die Wirkung der Chemotherapie verstärken kann.

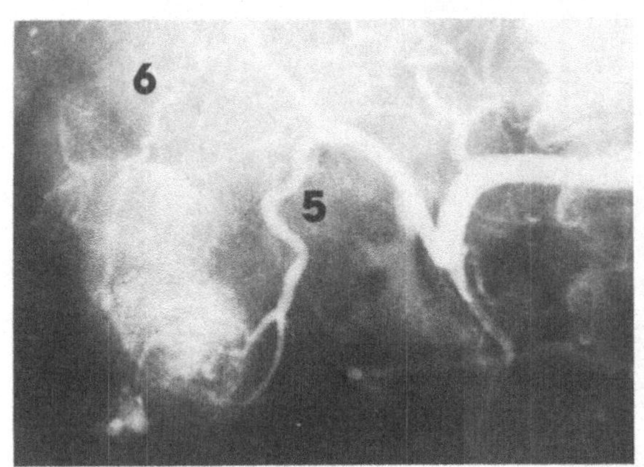

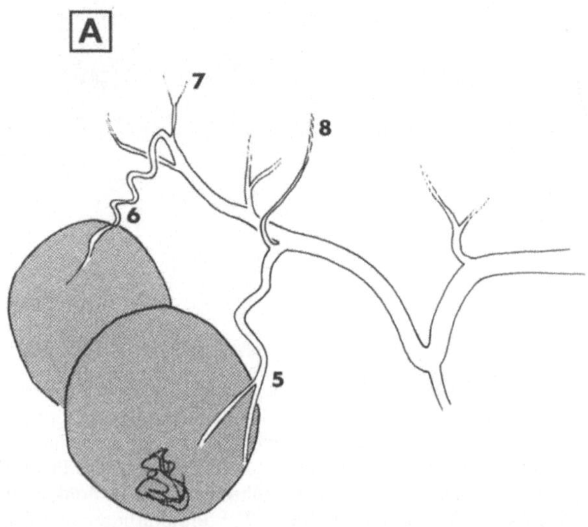

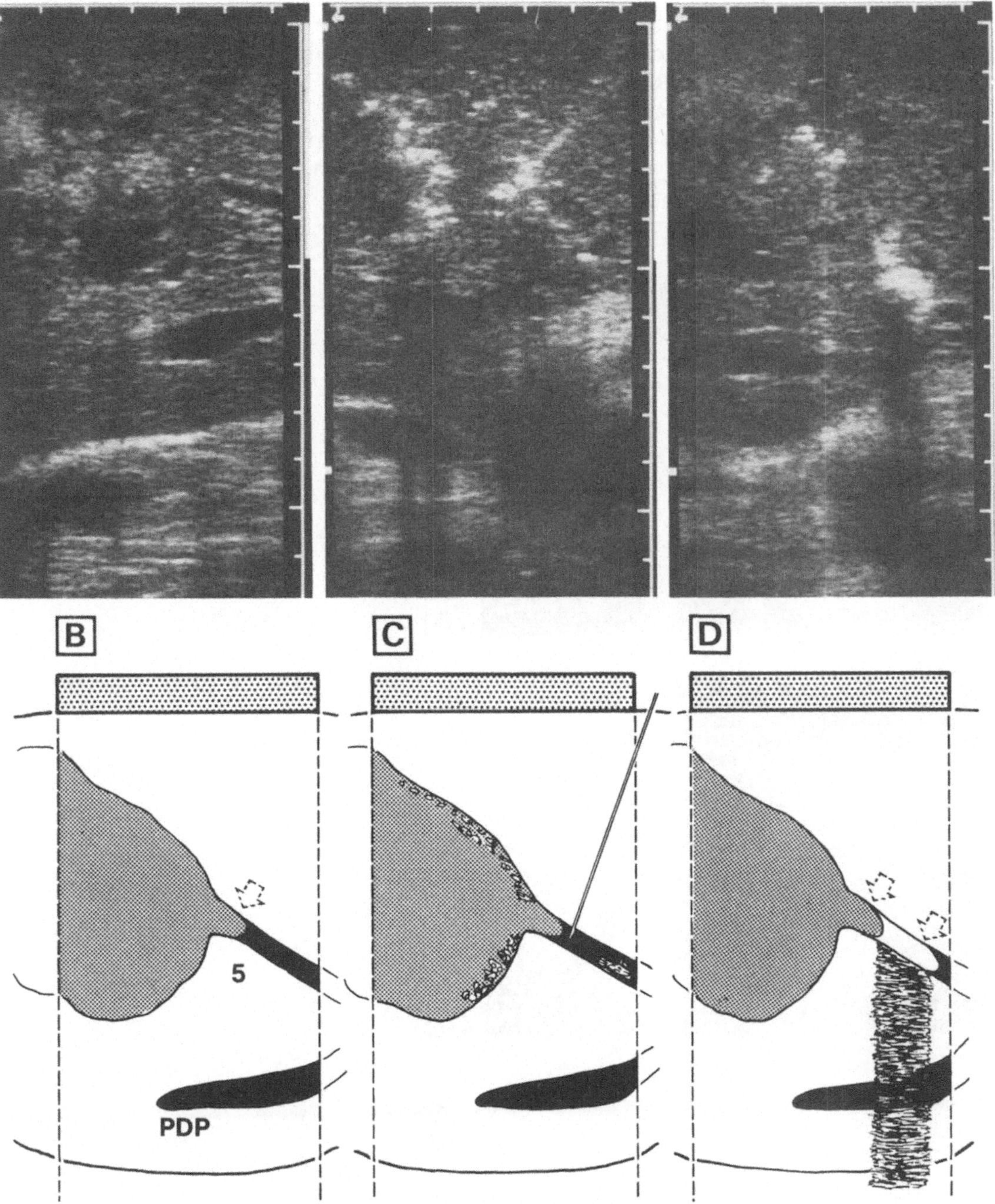

◄ **Abb. 39. A** 62jähriger Mann mit alkoholtoxischer Leberzirrhose und Leberzellkarzinom. Die Arteriographie zeigt den Befall der Segmente 5 und 6. Intraoperativ fand sich eine − histologisch bestätigte − Peritonealkarzinose, die eine Kontraindikation für eine Resektion darstellte. **B–D** Der den im Segment 5 gelegenen Tumor versorgende Pfortaderast weist bei der intraoperativen Sonographie eine Thrombose auf. Nach Punktion dieses Pfortaderastes wird etwas Kochsalzlösung mit einigen Luftbläschen injiziert, um die korrekte Lage der Nadelspitze zu bestätigen (**C**). Anschließend wird eine Pfortaderembolisation mit Bucrylat durchgeführt (**D**). Das Bucrylat verursacht einen dorsalen Schallschatten

50

Second-look-Operationen. Ein Jahr nach der Resektion eines Leberzellkarzinoms führen wir auch ohne Hinweise auf ein Rezidiv routinemäßig eine Second-look-Operation durch, wenn der Zustand des Patienten es erlaubt. Die intraoperative Sonographie spielt auch für die Entdeckung kleiner Rezidive eine fundamentale Rolle. Vor allem wenn die Primärresektion sehr ausgedehnt war, kann durch die intraoperative Sonographie – und durch sonst keine Methode – eine präzise Bestandsaufnahme der verbliebenen vaskulären Strukturen erfolgen, was für die selektive Resektion von Rezidivtumoren wichtig ist (Abb. 40).

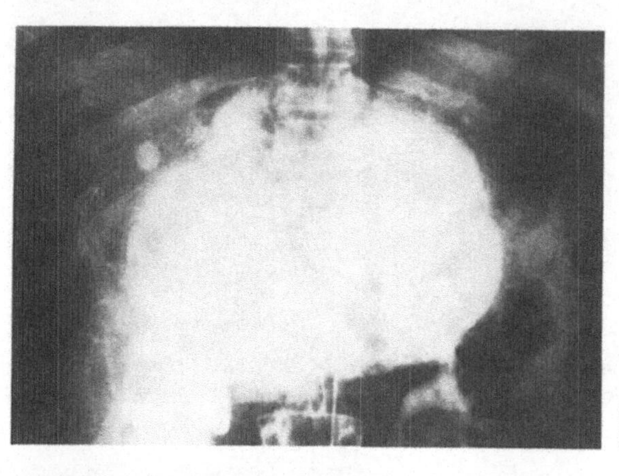

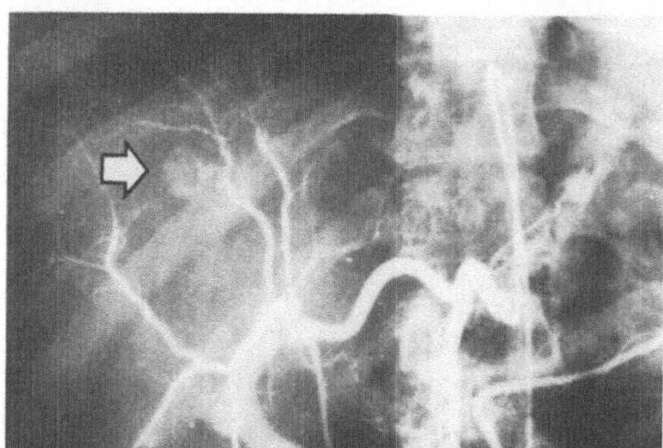

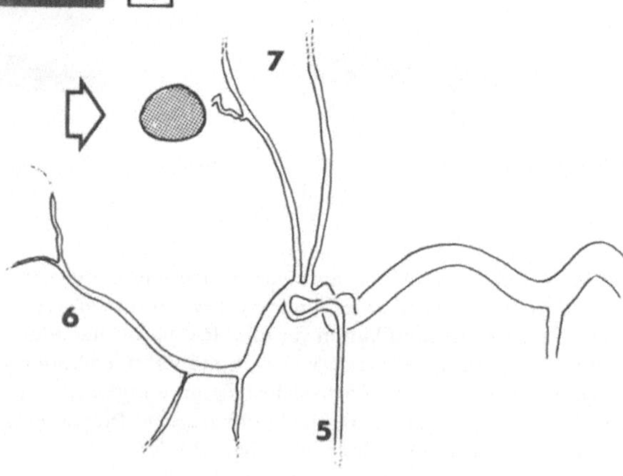

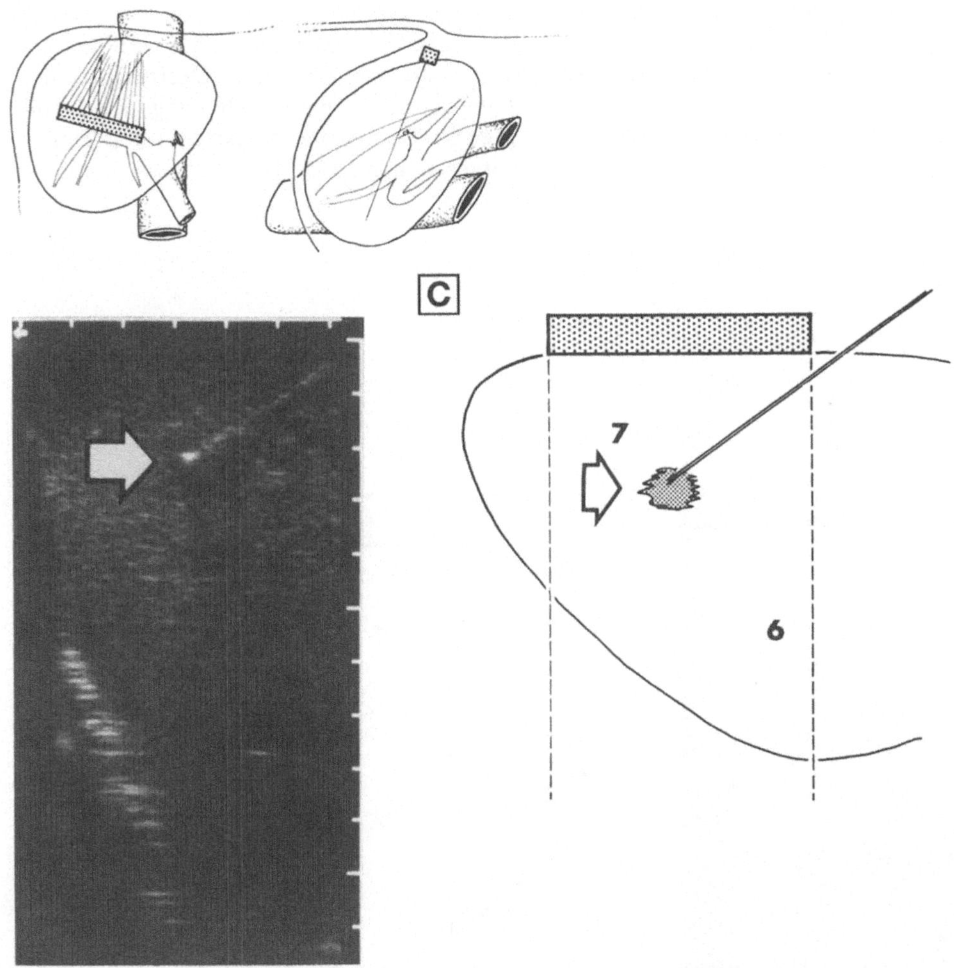

◄ **Abb. 40 A–C.** 28jährige Frau, bei der während einer Schwangerschaft ein ausgedehntes Leberzellkarzinom im linken Leberlappen diagnostiziert wurde (α-Fetoprotein negativ) (**A**). Der Tumor wurde 2mal interventionell-radiologisch embolisiert und 1 Jahr lang chemotherapiert. Anschließend wurde eine linksseitige Hemihepatektomie sowie eine Resektion des Segmentes 8 vorgenommen. **B** Nach einer weiteren 1jährigen Chemotherapie zeigte sich bei einer Kontrolluntersuchung arteriographisch ein 1 cm messender hypervaskulärer Bezirk *(Pfeil)*, der sich sonographisch nicht darstellen ließ. **C** Während des daraufhin durchgeführten Eingriffes ließ sich trotz kompletter Mobilisierung der Leber kein Tumor tasten. Nur durch die intraoperative Sonographie ließ sich die echoarme isolierte Läsion lokalisieren, die daraufhin mit einer Menghini-Nadel *(Pfeil)* punktiert werden konnte. Da die Histologie positiv war, wurde der Tumor unter sonographischer Kontrolle entfernt. Die Patientin lebt − 1,5 Jahre nach der 2. Operation − ohne Hinweise für ein erneutes Rezidiv

52

Metastasenchirurgie. Die Diagnostik zusätzlicher, kleiner, präoperativ nicht erkannter Metastasen ist fundamental wichtig. Durch die intraoperative Sonographie wird die Operationstaktik modifiziert, da gezielt Segmentektomien realisiert werden können [2] (Abb. 41), die – in Abhängigkeit von der Distanz der Metastasen zum Pfortaderast – ein niedrigeres Operationsrisiko als ausgedehntere Leberresektionen und gleichzeitig eine bessere Prognose als die einfache Metastasektomie haben [1]. Diese Segmentekto-

mien werden unter selektiver Pfortaderokklusion mit einem Ballonkatheter (s. oben) durchgeführt, so daß der Blutverlust gering gehalten werden kann.

Wenn der Tumor zentral liegt und sehr klein ist, kann an Stelle einer Exstirpation eine Elektrokoagulation des Tumors vorgenommen werden. Unter sonographischer Kontrolle wird dazu eine Nadel mit Teflonhülle, die die selektive Destruktion des Tumorgewebes unter Schonung des restlichen Parenchyms ermöglicht, in den Tumor vorgeschoben (Abb. 42).

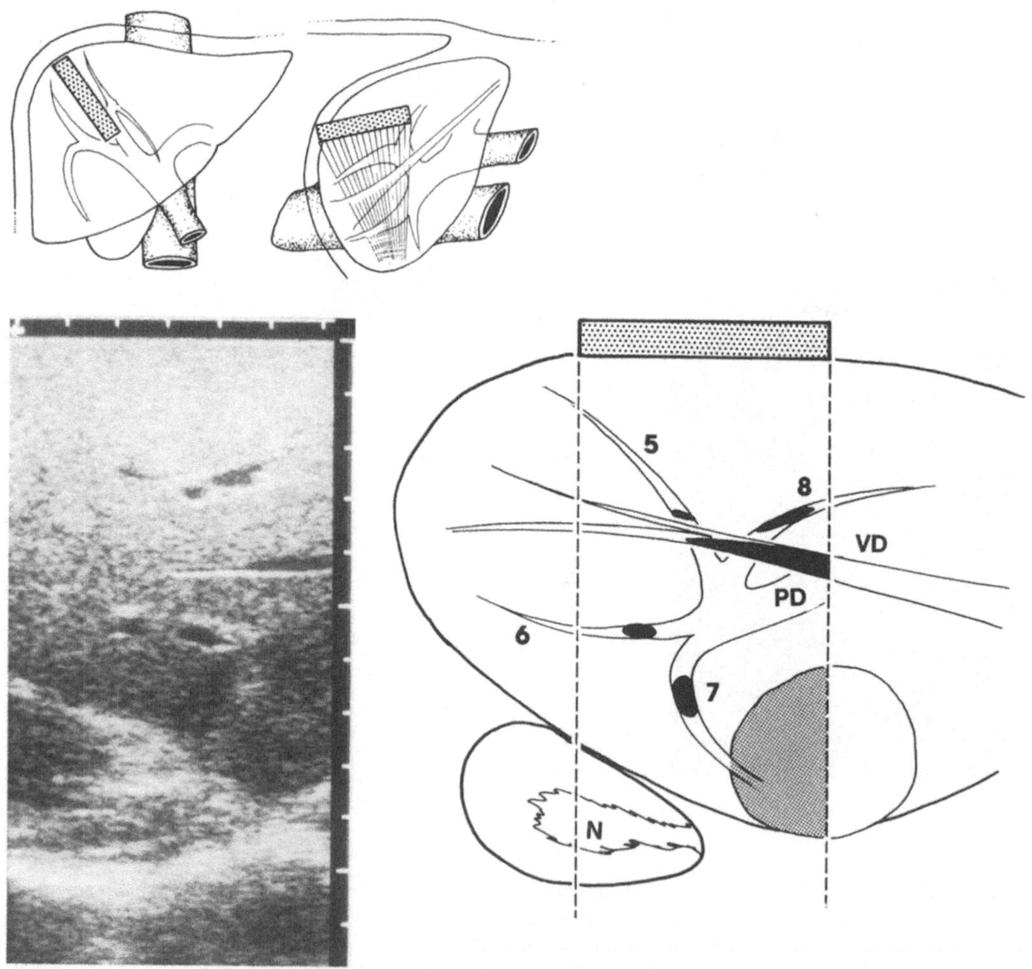

Abb. 41. 62jährige Frau mit einer Lebermetastase eines Kolonkarzinoms, das 6 Monate zuvor mit einer rechtsseitigen Hemikolektomie entfernt wurde. Durch die intraoperative Sonographie konnte die Topographie der Metastase präzisiert werden (Segment 7), so daß sie selektiv entfernt werden konnte. *VD* rechte Lebervene, *PD* rechter Pfortaderast, *N* rechte Niere

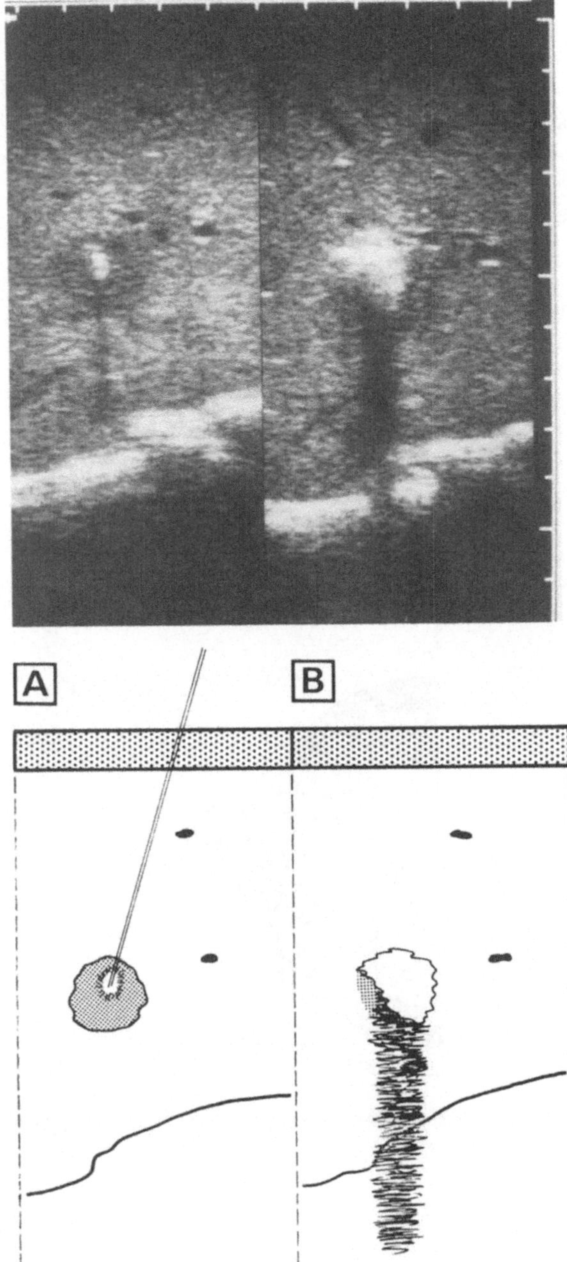

Abb. 42 A, B. 61jähriger Mann mit großer, im rechten Leberlappen gelegener Metastase eines Rektumkarzinoms. Bei der zur Entfernung der Metastase durchgeführten rechtsseitigen Hemihepatektomie wurde eine weitere Metastase im Segment 4 entdeckt, die durch eine Elektrokoagulation behandelt wurde. **A** Punktion der Läsion unter sonographischer Kontrolle. Die aufgerauhte Spitze der Nadel stellt sich sehr echoreich dar. **B** Die Elektrokoagulation verursacht eine charakteristische Änderung der sonographischen Struktur des Tumors. Sie ist jetzt ausgesprochen echoreich

54

Intraoperative Sonographie von Echinokokkuszysten

Das diagnostische Interesse an der intraoperativen Sonographie der Echinokokkuszysten ist recht beschränkt, da die Diagnostik präoperativ durchgeführt wird. Die Echinokokkuszyste stellt sich sonographisch meist als liquide Struktur dar, d. h. sie weist eine schmale, regelmäßige Begrenzung, ein echoarmes Lumen und eine dorsale Schallverstärkung auf. Zusätzlich verursachen Tochterzysten manchmal ein septiertes Aussehen. Die manchmal verkalkten Wände stellen sich als stark reflektierende Strukturen dar.

Die Sonographie hat hier 3 wichtige Aufgaben:

1. Untersuchung der der Zyste benachbarten vaskulären Strukturen. Sehr nahe liegende große Äste der Pfortader, der Lebervenen oder die V. cava machen die Perizystektomie unmöglich. Gelegentlich läßt sich auch eine Verbindung der Echinokokkuszyste mit den Gallenwegen darstellen (Abb. 43).
2. Darstellung oder Ausschluß weiterer Zysten, die − wenn sie sehr klein sind − präoperativ nicht zu sichern sind und später ein Rezidiv vortäuschen können.
3. Darstellung oder Ausschluß von Tochterzysten im Ductus choledochus (Abb. 44).

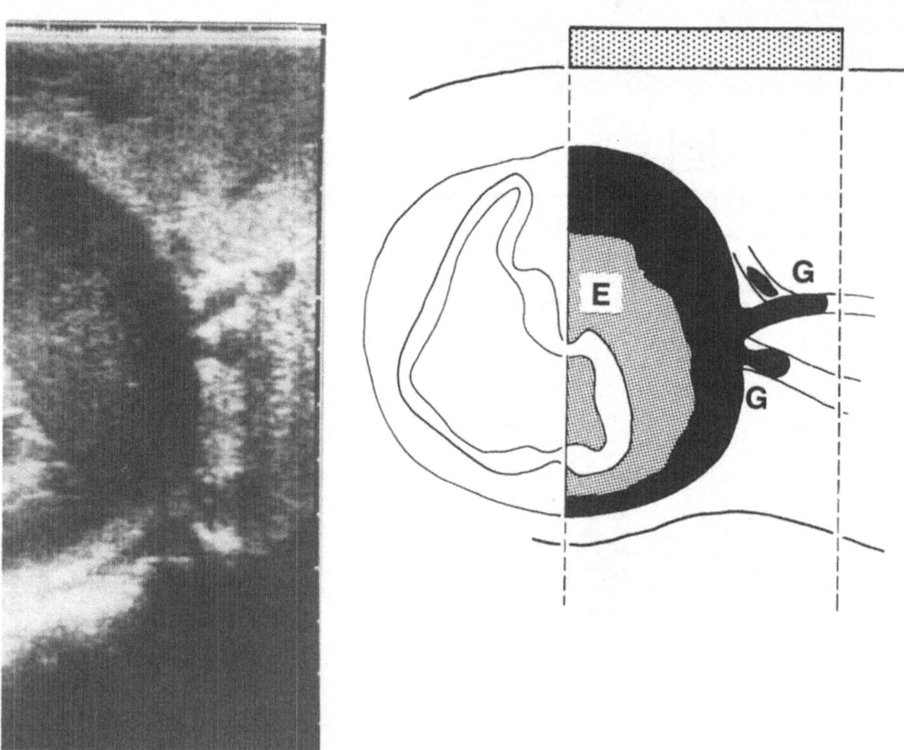

Abb. 43. 24jährige Algerierin mit einer großen Echinokokkuszyste im rechten Leberlappen. Durch die intraoperative Sonographie stellten sich 2 Gallenwegsfisteln heraus, die nach Eröffnung der Zyste verifiziert wurden. *E* Echinokokkuszyste, *G* Gallenwege des Segmentes 8

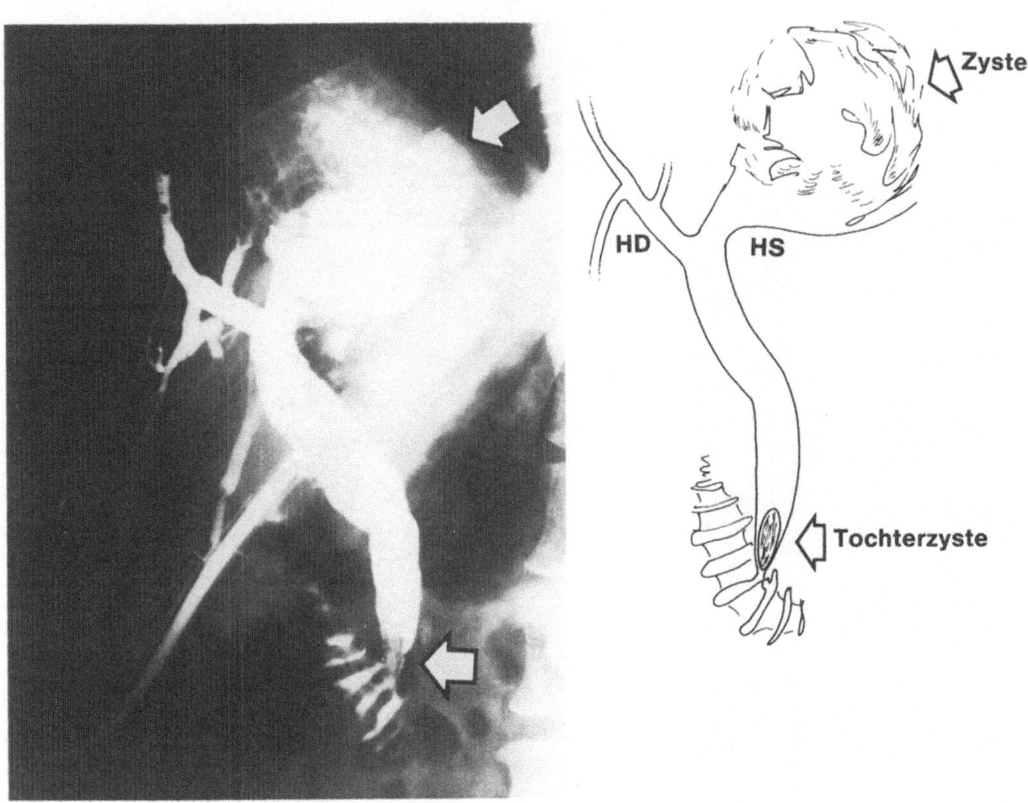

Abb. 44A

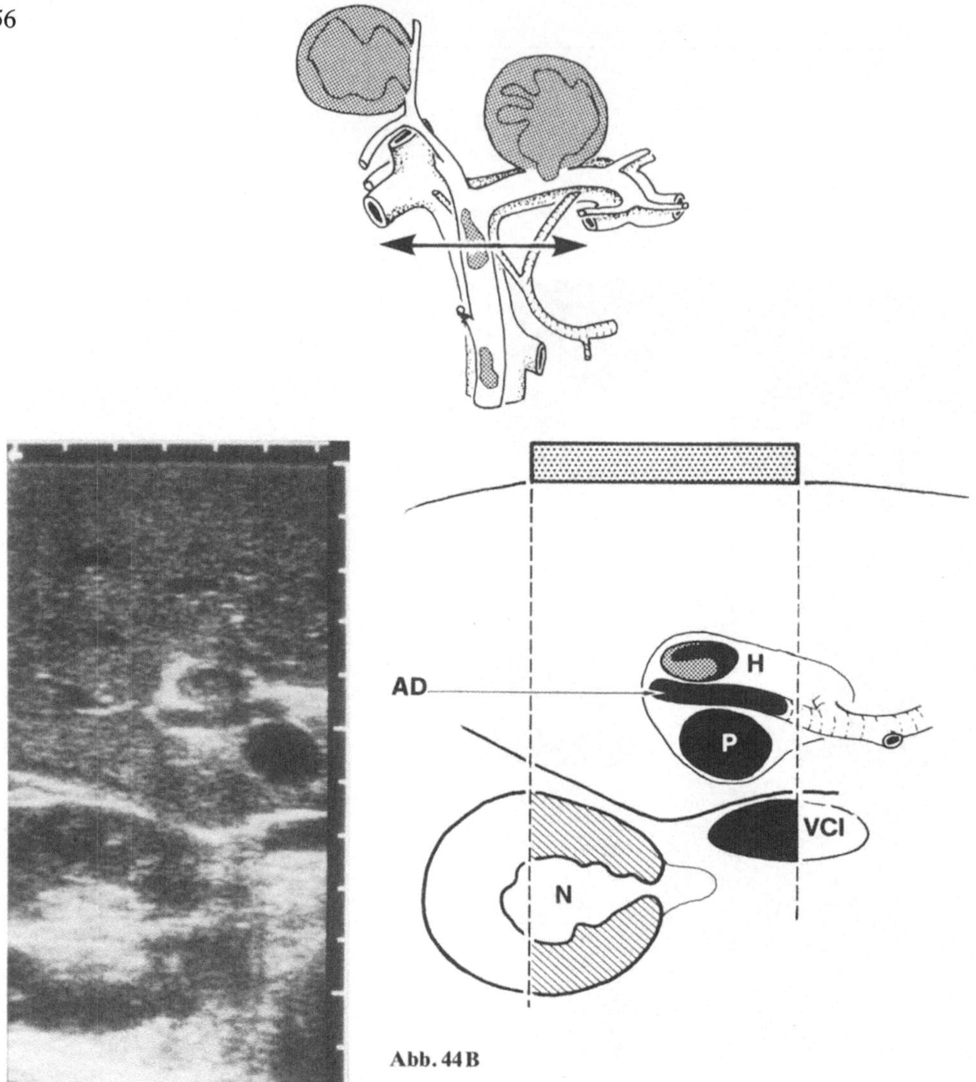

Abb. 44 B

Abb. 44. A 22jähriger Mann mit 2 großen Echinokokkuszysten, die im Segment 1 und im Segment 8 lokalisiert sind. Cholezystektomie und T-Drainage wegen Cholangitis. Cholangiographisch läßt sich eine Kommunikation zwischen dem linken Hepatikus *(HS)* und der im Segment 1 lokalisierten Zyste darstellen. Eine Tochterzyste ist im präpapillären Abschnitt des Choledochus zu erkennen. **B** Bestätigung des Befundes durch die intraoperative Sonographie. Auch hier läßt sich eine Tochterzyste im Ductus hepaticus *(H)* nachweisen. *P* Pfortader, *VCI* V. cava inferior, *AD* rechte Leberarterie, *N* rechte Niere

Intraoperative Sonographie von Leberabszessen

Wenn eine chirurgische Therapie eines Leberabszesses erforderlich ist, (d. h. bei nicht effektiver, sonographisch oder unter CT-Kontrolle korrekt plazierter transkutaner Drainage) [20], lassen sich durch die intraoperative Sonographie einige Probleme lösen [9]: Dazu gehört einerseits die Darstellung der Abszeßhöhle, der Sequester und Septierungen, andererseits die Therapiekontrolle nach Entleerung sämtlicher Abszesse sowie die Kontrolle der korrekten Position des Drains in der Resthöhle (Abb. 45).

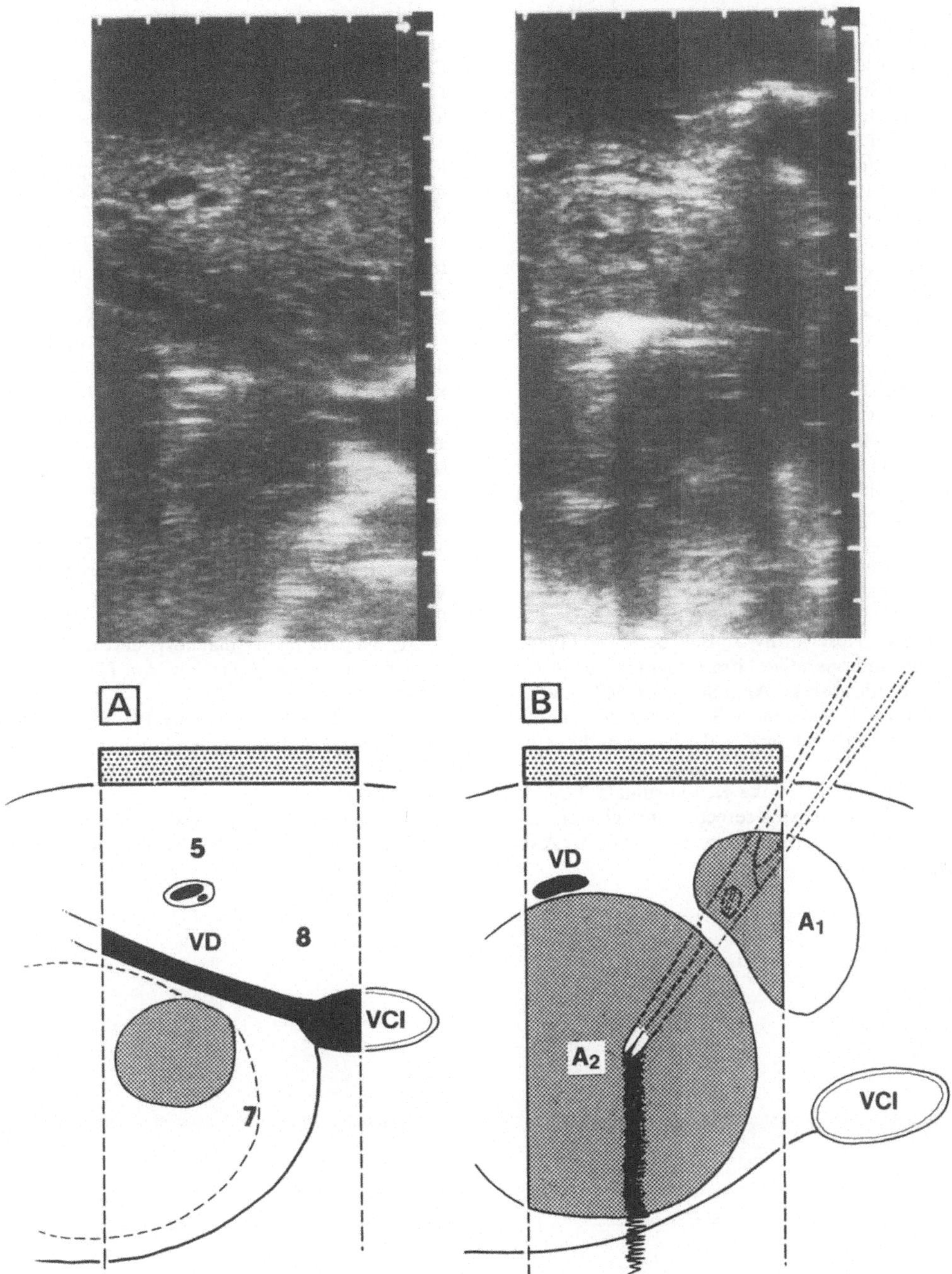

Abb. 45 A, B. 43jähriger Mann mit bakteriellem Leberabszeß im Segment 7, der trotz antibiotischer Therapie und transkutaner, sonographisch kontrollierter Drainage nicht ausheilte. Die intraoperative Sonographie ermöglicht eine exakte Darstellung der Beziehung zwischen Abszeß und rechter Lebervene *(VD)*, so daß eine Verletzung dieser Vene vermieden werden kann (**A**). Zu erkennen sind multiple Kompartimente (A_1, A_2). Die Entleerung dieser Kompartimente kann unter sonographischer Kontrolle verfolgt werden (**B**)

Literatur

1. Adson MA, Van Heerden VA (1980) Major hepatic resections for metastatic colorectal cancer. Ann Surg 191:576–583
2. Bismuth H, Houssin D, Castaing D (1982) Major and minor segmentectomies "réglées" in liver surgery. World J Surg 6:10–24
3. Bruneton TN, Dageville X, Fenalt D, et al (1982) Les masses hépatiques en échographie: à propos de 400 cas. J Radiol 63:181–187
4. Chafetz N, Filly RA (1979) Portal hepatic veins: accuracy of margin echoes for distinguishing intra hepatic vessels. Radiology 130:725–728
5. Couinaud C (1957) Le foie: études anatomiques et chirurgicales. Masson, Paris
6. Duvauferrier R, Duvauferrier-Pellenc MC, Simon J, et al (1980) Anatomie échographique du foie. Ultrasoncis 1:113–119
7. Edmonson HA (1958) Tumors of the liver and intrahepatic bile ducts. Force institute of pathology, Washington 32:109
8. Freeny PC, Vimont TR, Barnett DC (1979) Cavernous hemangioma of the liver: ultra sonography, arteriography and computed tomography. Radiology 132:143–148
9. Glen PM, Noseworthy J, Babcocks DS (1984) Use of intra-operative ultrasonography to localize a hepatic abscess. Arch Surg 119:347–348
10. Hasegawa H, Shimamura S (1984) Communication aux XXIIeme Journées de Chirurgie hépato-biliaire. Paris
11. Kanematsu T, Takenaka K, Matsumata T, et al (1984) Limited hepatic resection for selected cirrhotic patients with primary liver cancer. Ann Surg 199:51–56
12. Kitazawa E, Machit A, Aiso Y, et al (1983) An evaluation of ultrasound in detection of small hepatocellular carcinoma in comparison with alphafoetoprotein. Gastroenterology 3:1070
13. Kishi K, Shikata T, Hirohashi S, et al (1983) Hepatocellular carcinoma, a clinical and pathologic analysis of 57 hepatectomy cases. Cancer 51:542–548
14. Kunstlinger F (1983) Découverte échographique fortuite de lésions focalisées du foie. Gastroenterol Clin Biol 7:951–954
15. Makuuchi M, Hasegawa H, Yamazaki S (1981) Intraoperative ultrasonic examination for hepatectomy. Jap J Clin Oncol 11:367–389
16. Makuuchi M, Hasegawa H, Yamazaki S, et al (1983) The inferior right hepatic vein: ultrasonic demonstration. Radiology 148:213–217
17. Marks WM, Filly RA, Callen PW (1979) Ultrasonic anatomy of the liver: a review with new applications. J Clin Ultrasounds 7:137–146
18. Martin E, Feldmann G (1983) Histopathologie du foie et des voies biliaires. Masson, Paris, 293 p
19. Nakashima T (1975) Vascular changes and hemodynamics in hepatocellular carcinoma. In: Okuda K, Peters RL (eds) Hepatocellular carcinoma. J Wiley, New York, pp 196–197
20. Roemer CE, Ferrucci JT, Mueller PR, et al (1981) Hepatic cysts: diagnosis and therapy by sonographic needle aspiration. Am J Roentgenol 136:1065–1070
21. Roger JV, Mack LA, Freeny PC, et al (1981) Hepatic focal nodular hyperplasia: angiography, CT, sonography and scintigraphy. Am J Radiol 137:983–990
22. Yu K, Tang Z, Zhou X (1980) Experience in resection of small hepatocellular carcinoma. Chin Med J 93:491–495

3 Intraoperative Sonographie in der Gallenwegschirurgie

Die Untersuchung der Gallenwege war eine der ersten Anwendungen der intraoperativen Sonographie. Schon 1965 wurde diese Methode vorgeschlagen und mit der intraoperativen Cholangiographie verglichen [4, 9]. Es handelte sich damals allerdings um das schwierig zu interpretierende A-Verfahren. Erst kürzlich erhielt die intraoperative Sonographie in der Gallenwegschirurgie mit der Einführung des schnellen B-Bildes durch Lane und Glazer [11] und Sigel et al. [13, 14] neue Impulse.

Anwendungsbereiche für die intraoperative Gallenwegssonographie bestehen genügend: Cholezystolithiasis, Choledocholithiasis, Konkremente in intrahepatischen Gallenwegen, Gallenwegstumoren.

Anatomische Vorbemerkung

Die Gallenwege werden normalerweise in Gallenblase, intrahepatische Gallenwege und extrahepatische Gallenwege unterteilt (Abb. 46).

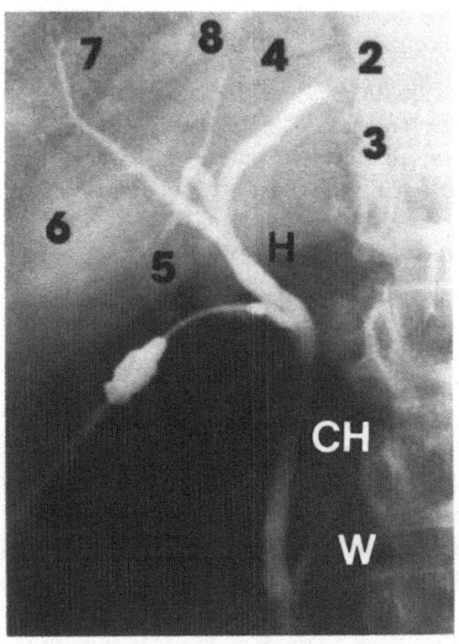

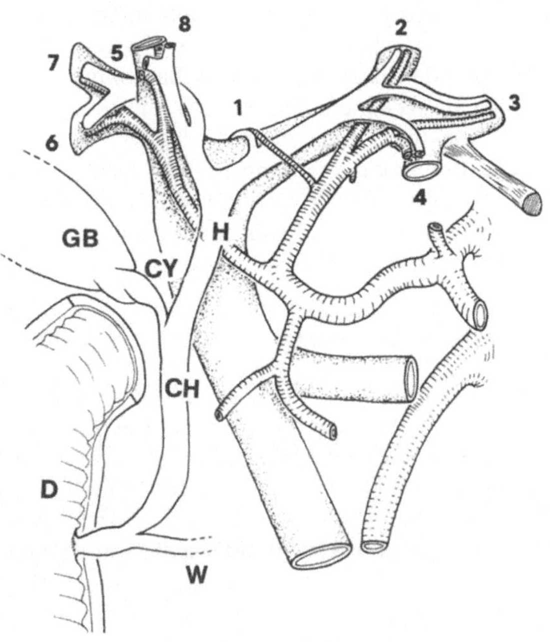

Abb. 46. Anatomie der Gallenwege: Der rechte Ductus hepaticus beginnt am Zusammenfluß der Gallenwegsäste des anterioren (Segment 5 und 8) und des posterioren (Segment 6 und 7) Sektors des rechten Leberlappens. Wesentlich länger als der rechte Hepatikus ist der linke Hepatikus, der die Segmente 1 bis 4 drainiert. Der Gallenwegskonfluens liegt ventral der Pfortadergabelung. Am Gallenwegskonfluens beginnt der Ductus hepaticus *(H)*, der bis zur Einmündung des Ductus cysticus *(CY)* reicht. Am Zusammenfluß von Zystikus und Hepatikus beginnt der Ductus choledochus *(CH)*, der in der Regel zusammen mit dem Ductus Wirsungianus *(W)* in die Pars descendens des Duodenums *(D)* einmündet

Gallenblase

Die Gallenblase ist sehr leicht zu untersuchen, da ihr Fundus oft am Leberunterrand sichtbar ist. Bei der transhepatischen sonographischen Gallenblasendarstellung, bei der die Schallsonde auf der Lebervorderfläche liegt, läßt sich die Gallenblase als echofreies Areal zwischen den Segmenten 4 und 5 erkennen. Sie erstreckt sich mit dem Infundibulum bis zur Leberpforte. Die Gallenblasenwand ist 1–2 mm dick und weist eine etwas größere Echogenität als das Leberparenchym auf. Der Ductus cysticus, der die Gallenblase mit dem Ductus hepatocholedochus verbindet, ist sonographisch oft schwierig zu erkennen, da er sehr schmal ist, einen gewundenen Verlauf hat und zahlreiche mehr oder weniger wichtige Klappen aufweist (Abb. 47). Der normale Gallenblaseninhalt ist echofrei und verursacht eine sehr charakteristische dorsale Schallverstärkung. Gelegentlich sind einige kleine, heterogene, mobile Echos ohne Schallschatten in der Galle zu erkennen. (Es handelt sich bei diesen Echos nicht um „sludge", dessen eigentliche Bedeutung man immer noch nicht kennt; Dichteunterschiede der Galle?) Im Unterschied zu Mikrokonkrementen (<3 mm) sedimentieren diese Echos nur langsam.

Intrahepatische Gallenwege

Die intrahepatischen Gallenwege lassen sich transhepatisch sehr leicht darstellen. Innerhalb der Leber verlaufen sie in der Glissonkapsel zusammen mit dem begleitenden Pfortader- und Leberarterienast. Sie können in Höhe der Leberpforte leicht aufgesucht werden. Normalerweise sind sie schmaler als der korrespondierende Pfortaderast und etwa gleich weit wie die entsprechende Leberarterie, die sich häufig durch Pulsationen zu erkennen gibt. In der Peripherie sind die intrahepatischen Gallenwege praktisch nicht erkennbar, oder höchstens als ganz schmale, echofreie, tubuläre Strukturen mit schwach erkennbarer Wand, die parallel zum begleitenden Pfortaderast verläuft.

Manchmal lassen sich die intrahepatischen Gallenwege in Höhe des Konfluens der segmentalen Gallenwege erkennen. Praktisch immer aber sind der rechte und der linke Hepatikus an der Leberpforte auszumachen. Sie verlaufen ventral und etwas kranial der begleitenden Pfortaderäste (Abb. 48).

Ductus hepatocholedochus (extrahepatische Gallenwege)

Die extrahepatischen Gallenwege lassen sich auf 2 Arten untersuchen:

- Auf horizontalen Schnitten läßt sich der Querschnitt des Ductus hepatocholedochus von der Leberpforte bis zur Papilla Vateri verfolgen.
- Auf Longitudinalschnitten läßt sich der Hepatocholedochus im Längsschnitt darstellen. Er verläuft nach kaudal links und beschreibt im unteren Abschnitt einen nach rechts leicht konkaven Bogen.

Der kraniale Abschnitt des Ductus hepatocholedochus kann transhepatisch – durch den Lobus quadratus – dargestellt werden. Der kaudale Abschnitt ist oft nur unter Verwendung eines Wasservorlaufs zu erkennen, den man mit leichtem Druck applizieren muß, um die Luft aus dem Duodenum zu verdrängen.

Gallenwegskonfluens (Abb. 49). Der Zusammenfluß des rechten und linken Ductus hepaticus ist leicht zu erkennen. Er liegt etwas ventral-rechts der Pfortadergabelung. Nach kaudal setzt sich der Gallenwegskonfluens in den vertikal verlaufenden, 4–5 mm weiten Ductus hepaticus fort [12].

Ductus hepaticus (Abb. 50). Der Ductus hepaticus verläuft annähernd in der Sagittalebene. Er beschreibt einen leicht nach rechts konkaven Bogen, wobei er etwas schräg nach unten rechts verläuft, so daß er allmählich den rechten Rand der Pfortader erreicht. Hier läßt sich gewöhnlich die Überkreuzung des Hepatikus mit der rechten Leberarterie

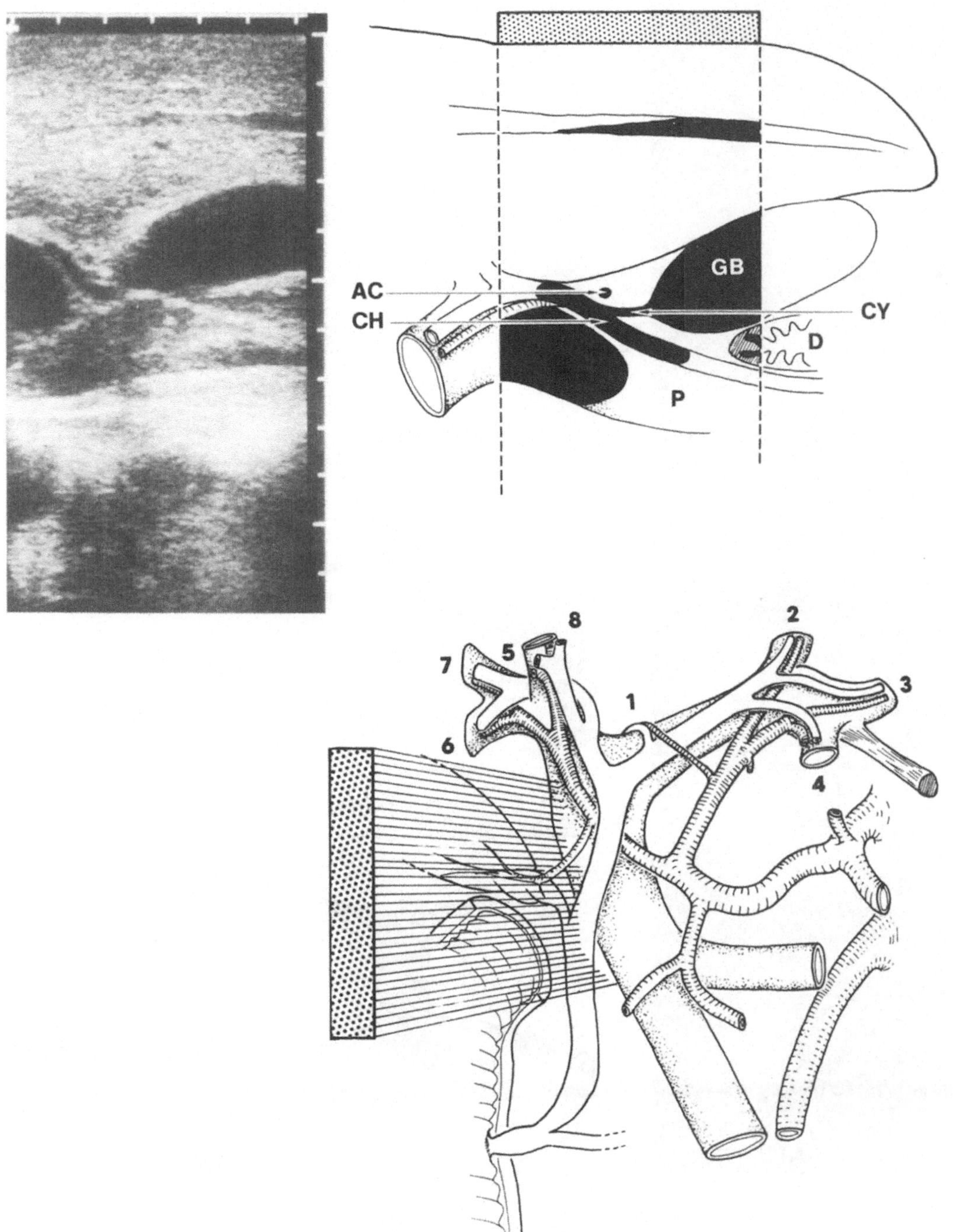

Abb. 47. Die Gallenblase *(GB)* steht durch den Ductus cysticus *(CY)* mit dem Ductus hepatocholedochus *(CH)* in Verbindung. Zu erkennen ist die relative dorsale Schallverstärkung hinter der Gallenblase. *AC* A. cystica, *P* Pfortader, *D* Duodenum. Sagittalschnitt durch Gallenblase und Leberpforte

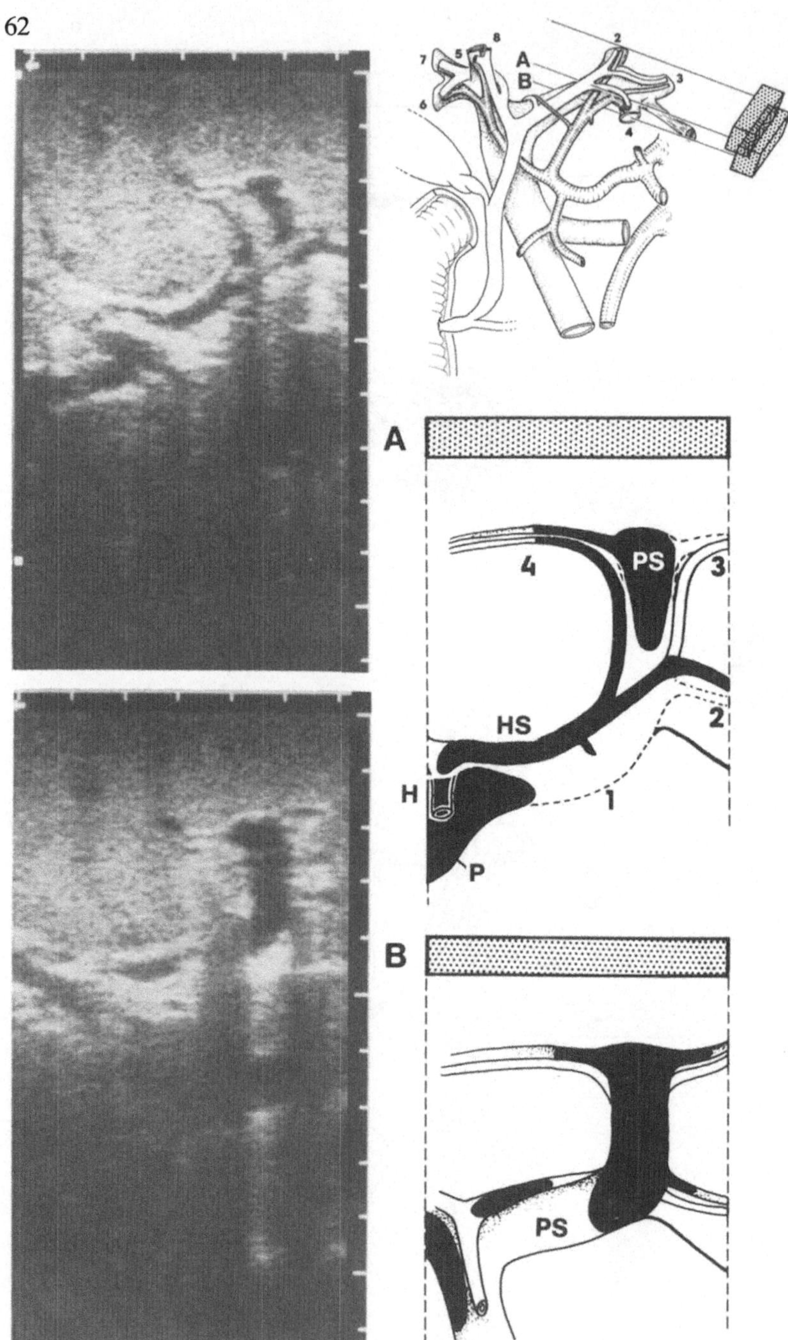

Abb. 48. A Linksseitiges intrahepatisches Gallenwegssystem *(HS)*. Auf dem Schnitt *A,* der etwas weiter kranial liegt als der Schnitt *B,* sind oberhalb des linken Pfortaderastes der Gallenwegskonfluens, der Ductus hepaticus *(H),* der linke Ductus hepaticus *(HS)* sowie die 3 biliären Segmentäste der Segmente 2–4 zu erkennen. Ein das Segment 1 drainierender Gallenwegsast von 2 mm Durchmesser ist mit seiner Einmündung in den linken Ductus hepaticus in der Nähe des Gallenwegskonfluens zu sehen. **B** Der Schnitt *B* zeigt den linken Pfortaderast (PS), aus dem die Segmentäste für das 2., 3. und 4. Segment entspringen. Horizontalschnitt durch die Leberpforte. Die Schallsonde liegt in der Nähe des Leberunterrandes etwas links der Leberpforte

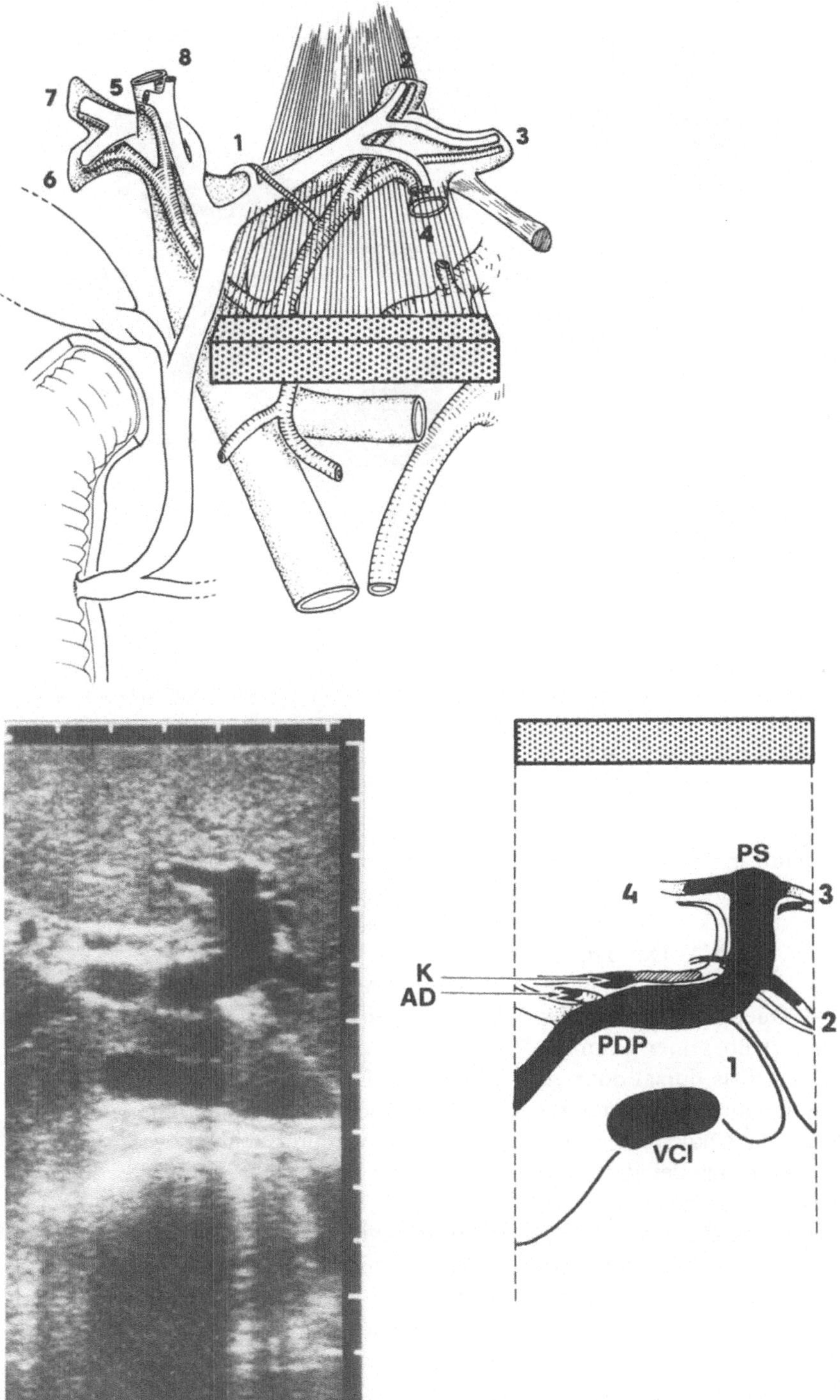

Abb. 49. Gallenwege in Höhe des Gallenwegskonfluens: Der Gallenwegskonfluens *(K)* liegt ventral und etwas kranial der Pfortaderbifurkation. Die Bifurkation der A. hepatica liegt weiter kaudal und links als die Pfortaderbifurkation. Die rechte Leberarterie *(AD)* kreuzt zwischen Pfortader und Gallenwegen nach rechts, so daß sie weiter kranial rechts neben den beiden anderen Strukturen liegt. *VCI* V. cava inferior. (Transversalschnitt durch die Leberpforte)

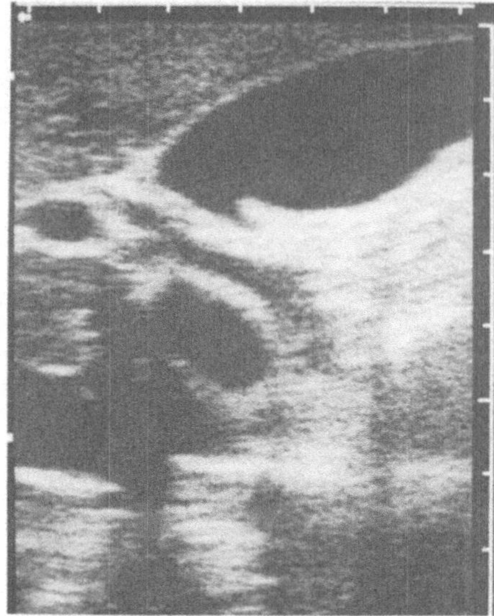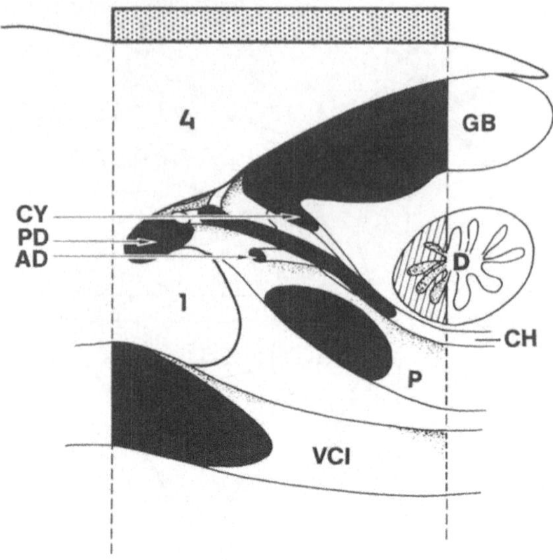

Abb. 50. Ductus hepaticus: Er beginnt am Gallenwegskonfluens ventral der Pfortaderbifurkation (auf diesem Schnitt ist nur der rechte Pfortaderast *(PD)* zu erkennen.) Die rechte Leberarterie *(AD)* zieht zwischen Ductus hepaticus und Pfortader *(P)* entlang. Am Zusammenfluß von Zystikus *(CY)* und Hepatikus beginnt der Choledochus *(CH). GB* Gallenblase, *VCI* V. cava inferior, *D* Pars horizontalis superior des Duodenums. (Sagittalschnitt durch Gallenblase und Leberpforte)

erkennen. Diese verläuft meist dorsal, seltener ventral des Ductus hepaticus.

Ductus choledochus (Abb. 51). Der Ductus choledochus beginnt an der Vereinigung von Ductus cysticus und Ductus hepaticus. (Im Querschnitt dicht oberhalb seiner Einmündung ist der Ductus cysticus dorsal oder etwas links des Ductus hepaticus zu erkennen.) Nach kaudal divergieren Choledochus und Pfortader. Nach Überkreuzung der Pars horizontalis superior des Duodenums taucht der Choledochus ins Pankreas ein, um schließlich mit seinem horizontal verlaufenden, terminalen Abschnitt in die Pars descendens des Duodenums zu münden.

Der intrapankreatische Abschnitt des Choledochus steht in enger Beziehung zur Pfortader und zur links neben ihm liegenden A. gastroduodenalis und ihren pankreatikoduodenalen Ästen. Um sich eine genaue Vorstellung dieser Strukturen zu verschaffen, ist es unverzichtbar, jede dieser Struktu-

ren an einer Stelle aufzusuchen, an der sie leicht zu identifizieren ist (Leberpforte) und von dort aus zu verfolgen.

Papilla Vateri (Abb. 52). Indem man den horizontalen Abschnitt des Ductus choledochus nach distal verfolgt, läßt sich in der Nähe des Duodenums der Zusammenfluß mit dem Ductus Wirsungianus darstellen, der transversal verläuft, schmal (2 mm) ist und sehr echoreiche Wände aufweist. Sonographisch stellt sich die Duodenalwand nicht so echoreich wie das Pankreas dar. Das Duodenallumen kann Luft aufweisen, die die Schallausbreitung aufhebt und einen Schallschatten verursacht, oder Flüssigkeit, die relativ echoarm ist.

Wenn sich nicht zu viel Luft in der Pars descendens des Duodenums befindet, ist die Papille in Form einer kleinen Vorwölbung ins Duodenallumen zu erkennen. Ihre Wand ist dicker als die des benachbarten Duodenums.

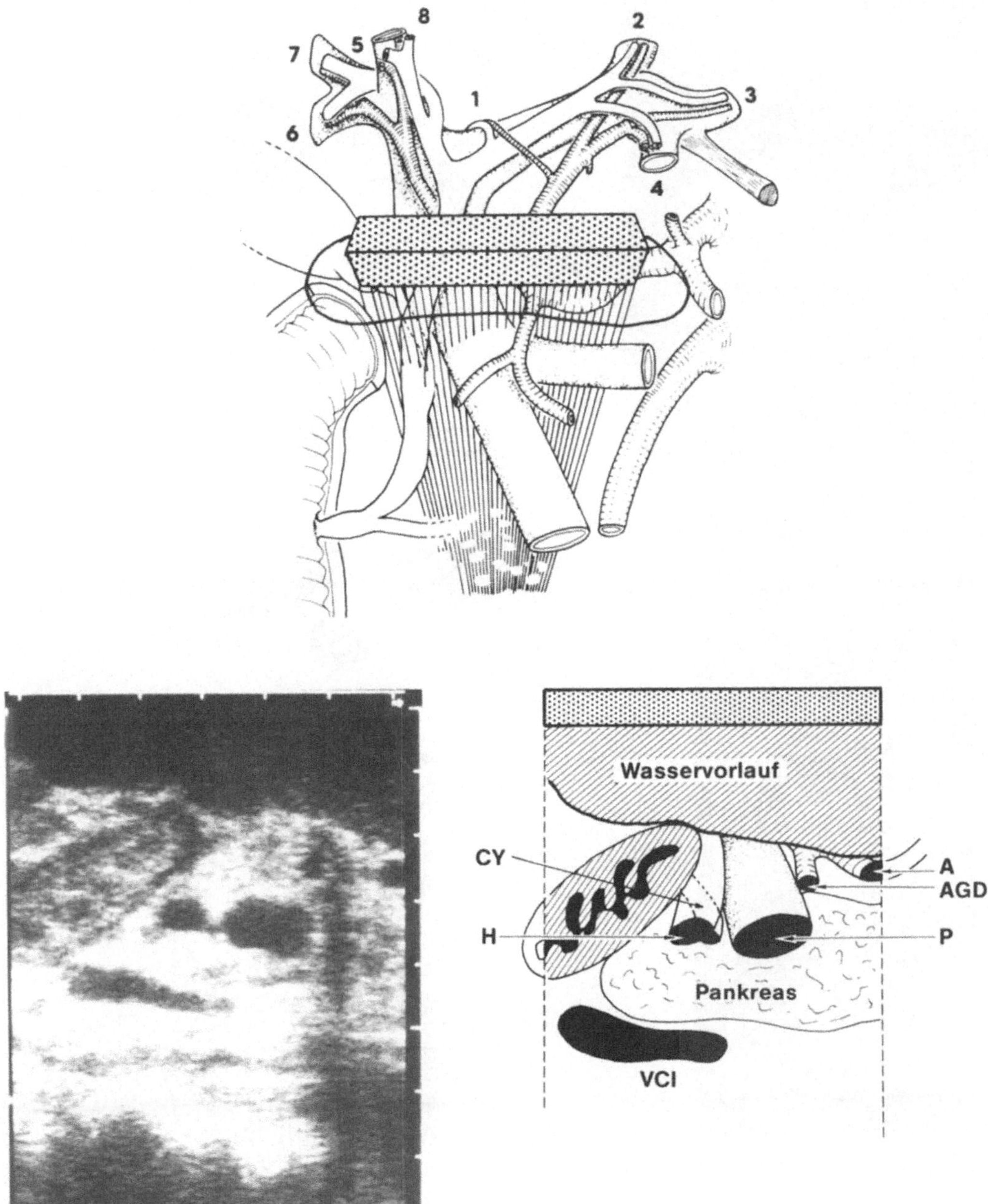

Abb. 51. Intrapankreatischer Abschnitt des Ductus choledochus. Transversalschnitt unter Verwendung eines Wasservorlaufs in Höhe der Einmündung des Zystikus in den Hepatocholedochus. *A* A. hepatica, *AGD* A. gastroduodenalis, *P* Pfortader, *H* Ductus hepaticus kurz vor der Einmündung des Ductus cysticus *(CY)*. Zu beachten ist, daß der Zystikus hier links des Hepatikus liegt. Die Pankreasstruktur ist heterogener als die Leberparenchymstruktur

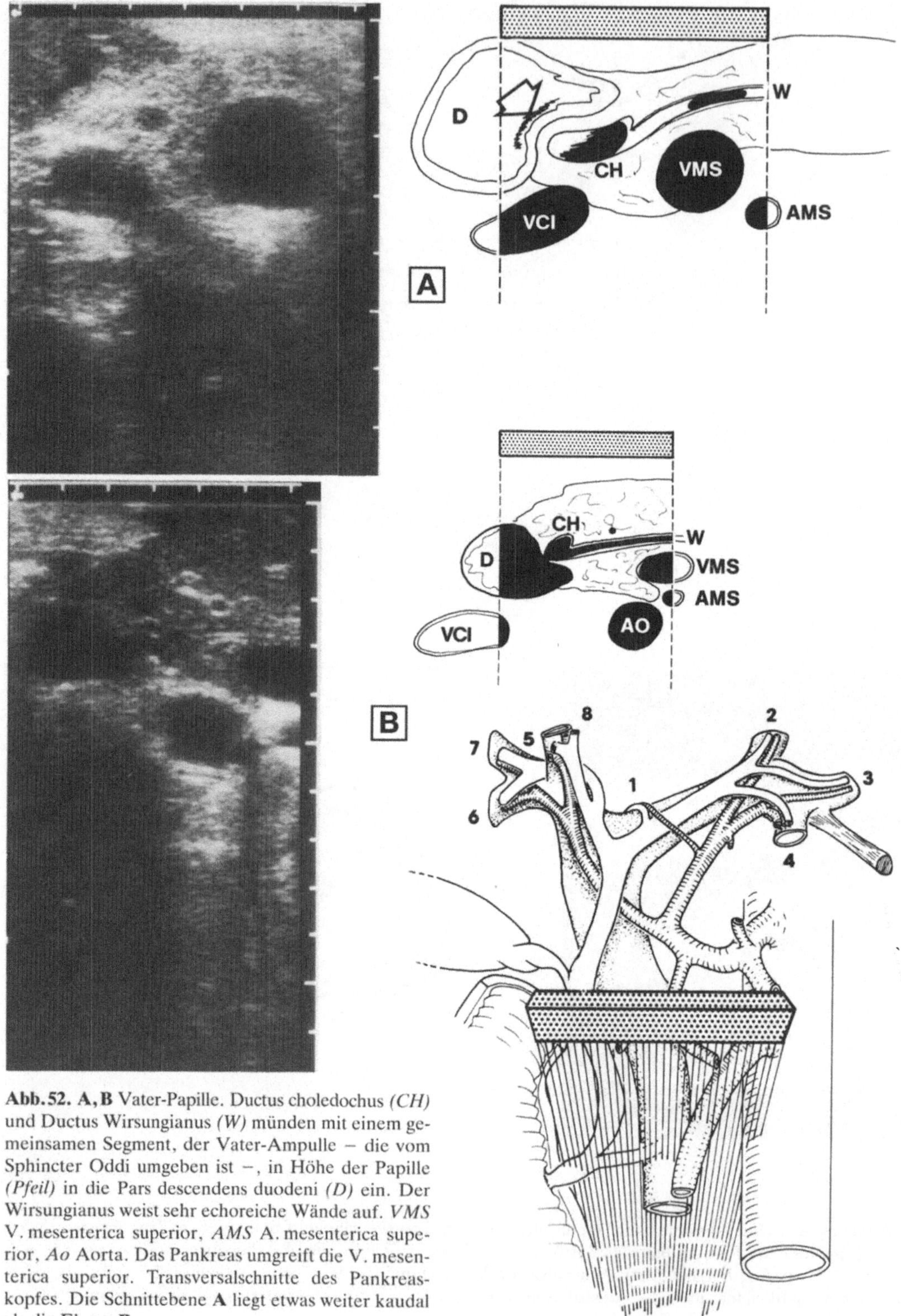

Abb. 52. A, B Vater-Papille. Ductus choledochus *(CH)* und Ductus Wirsungianus *(W)* münden mit einem gemeinsamen Segment, der Vater-Ampulle – die vom Sphincter Oddi umgeben ist –, in Höhe der Papille *(Pfeil)* in die Pars descendens duodeni *(D)* ein. Der Wirsungianus weist sehr echoreiche Wände auf. *VMS* V. mesenterica superior, *AMS* A. mesenterica superior, *Ao* Aorta. Das Pankreas umgreift die V. mesenterica superior. Transversalschnitte des Pankreaskopfes. Die Schnittebene **A** liegt etwas weiter kaudal als die Ebene **B**

Cholezystolithiasis

Nur selten lassen sich intraoperativ-sonographisch Gallensteine diagnostizieren, die präoperativ nicht erkannt wurden. Durch die verschiedenen radiologischen Darstellungsverfahren (orale Cholezystographie, intravenöse Cholangiographie mit Spätbildern) oder durch die präoperative Sonographie läßt sich die Diagnose einer Cholezystolithiasis praktisch immer präoperativ stellen.

Zwei Gruppen von Patienten profitieren jedoch von der intraoperativen Gallenblasensonographie: 1. die aus anderen Gründen operierten Patienten, bei denen die Gallenblase präoperativ nicht untersucht wurde; 2. die Patienten mit Verdacht auf Mikrolithiasis (<3 mm).

Patienten, die aus anderen Gründen operiert wurden

Wenn ein Patient mit Cholezystolithiasis aus anderen Gründen operiert wird, besteht das Risiko einer akuten postoperativen Cholezystitis. Wenn möglich, sollte daher während des Eingriffs eine präventive Cholezystektomie durchgeführt werden. Gallensteine sind manchmal in situ nicht leicht zu palpieren, besonders wenn die Gallenblase sehr groß oder ihre Wand gespannt oder verdickt ist. Derartige Verhältnisse finden sich oft bei Leberzirrhose, einer Erkrankung, die eine höhere Prävalenz der Cholezystolithiasis aufweist als das Normalkollektiv [3].

Die sonographische Diagnose einer Cholezystolithiasis ist sehr einfach: Im echofreien

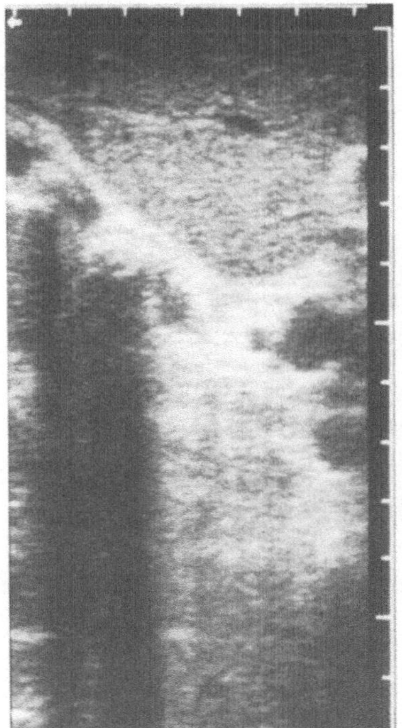
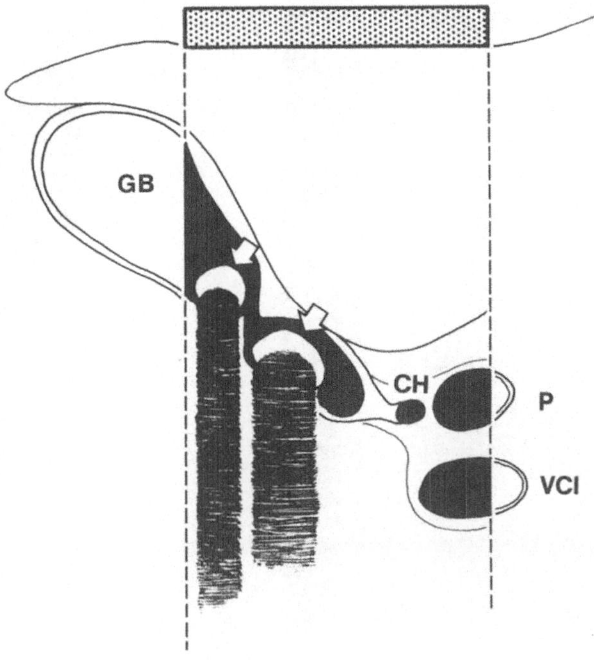

Abb. 53. 51jährige Frau. Seit mehreren Jahren bestehen rezidivierende Schmerzen im rechten Oberbauch. Präoperativ läßt sich sonographisch eine Cholezystolithiasis darstellen. Die intraoperative Sonographie zeigt die Gallenblasenkonkremente *(Pfeile)* ebenfalls. Die Gallenblasenwand ist verdickt, was auf eine chronische Cholezystitis hinweist. Der Ductus choledochus *(CH)* ist schmal. Weder sonographisch noch bei der intraoperativen Cholangiographie ergibt sich ein Hinweis auf ein Choledochuskonkrement. *P* V. portae. *VCI* V. cava inferior. Schnitt in der Längsachse der Gallenblase

68

Gallenblasenlumen ist eine stark reflektierende rundliche (croissantförmige) Struktur mit dorsalem Schallschatten zu erkennen. Es handelt sich um die der Schallsonde zugewandte Oberfläche des Konkrementes, an der es zu einer Totalreflexion des Schalls kommt (Abb. 53 und 54).

Mikrolithiasis der Gallenblase

Die Mikrolithiasis der Gallenblase ist präoperativ durch die radiologischen (orale Cholezystographie) oder sonographischen Verfahren oft schwierig zu diagnostizieren, selbst wenn die Klinik, z. B. bei subakuter rezidivierender Pankreatitis, darauf hinweist.

Sonographisch finden sich kleine (<3 mm) echogene Strukturen, die, wenn sie solitär vorliegen, keinen Schallschatten verursachen. Von „sludge" lassen sie sich abgrenzen, da sie − wie nach der Umlagerung bei der Sedimentation zu erkennen ist − eine unregelmäßige Oberfläche, eine größere Echogenität und eine schnellere Sedimentation aufweisen [1]. Wenn mehrere Mikrokonkremente gehäuft vorliegen, können sie einen Schallschatten bewirken (Abb. 55).

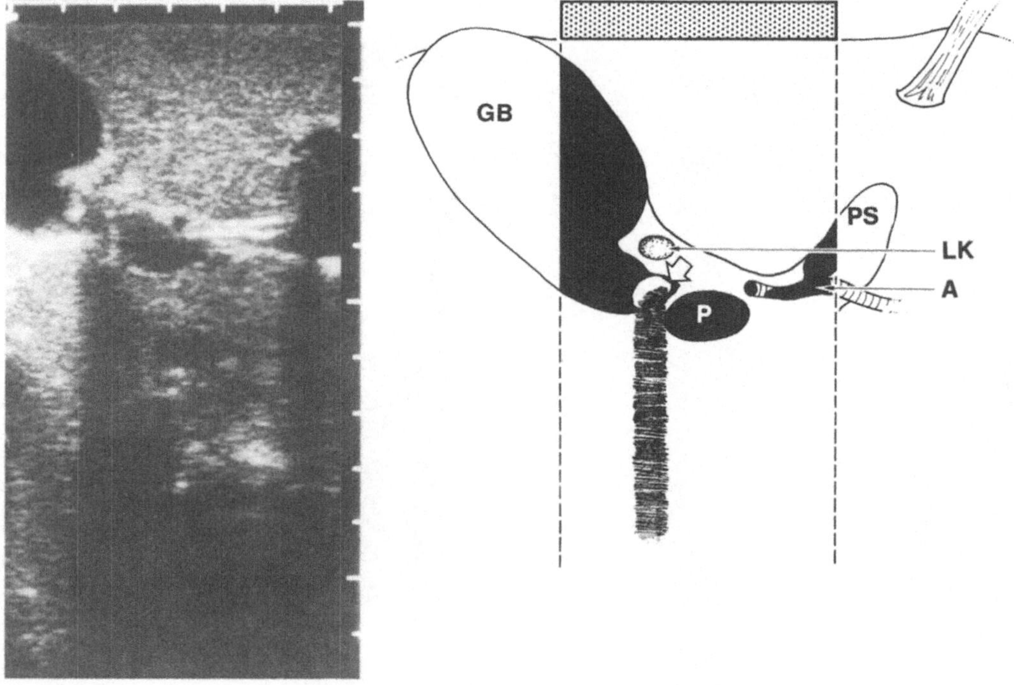

Abb. 54. 36jähriger Mann. Schmerzen im rechten Oberbauch. Kein Fieber. Sonographisch stellt sich eine Vergrößerung der Gallenblase *(GB)* heraus. Die Struktur der Gallenblase ist normal, die Gallenblasenwände sind zart. Nicht erweiterter Ductus choledochus. Die intraoperative Sonographie zeigt ein Konkrement *(Pfeil)*, das im Gallenblasenhals eingeklemmt ist. Die Gallenblasenwand ist zart. Gallenblasenhydrops. *P* V. portae, *A* A. hepatica, *PS* linker Pfortaderast. *GB* Gallenblase, *LK* Lymphknoten. (Schnitt in Längsrichtung der Gallenblase)

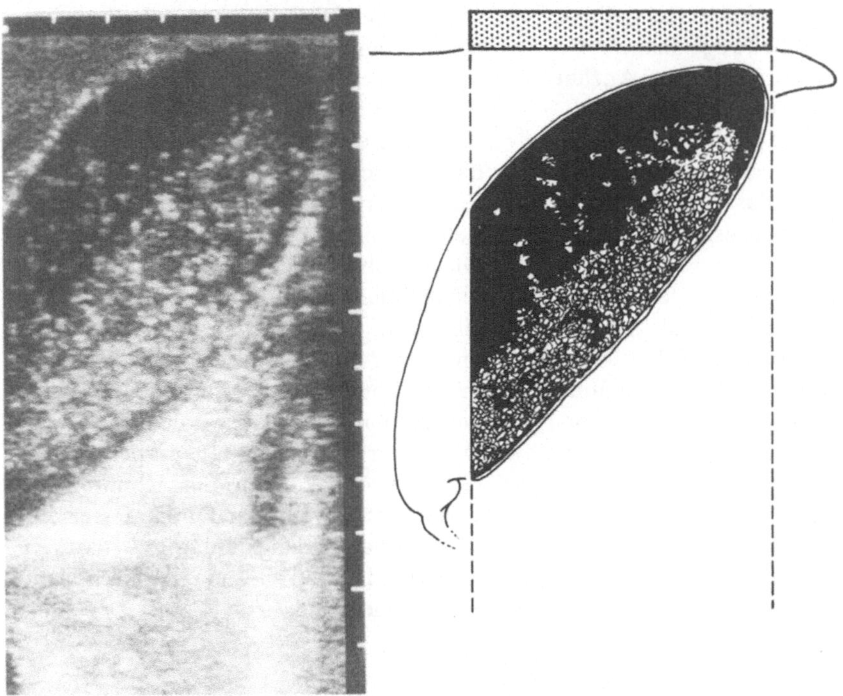

Abb. 55. 43jähriger Mann. Anamnestisch akut-rezidivierende Pankreatitis. Sonographisch und cholangiographisch kein auffälliger Befund. Keine Alkoholanamnese. Intraoperativ fand sich eine große, gespannte Gallenblase mit zarter Wand. Bei der vorsichtigen Palpation kein Hinweis für ein Konkrement. Die intraoperative Sonographie zeigt zahlreiche Mikrokonkremente in der Gallenblase. (Sagittalschnitt in der Gallenblasenlängsachse)

Konkremente der intrahepatischen Gallenwege

Für die intrahepatischen Gallenwegskonkremente ist die intraoperative Sonographie von großem Nutzen. Als intrahepatische Gallenwege bezeichnet man die von Leberparenchym umgebenen Gallenwege. Theoretisch umfaßt diese Definition also nicht den extrahepatischen Abschnitt des linken Ductus hepaticus.

Präoperativ ist die Diagnostik der intrahepatischen Gallenwegskonkremente schwierig:

– Mit der intravenösen Cholangiographie lassen sich die intrahepatischen Gallenwege oft nicht so exakt darstellen, daß kleine Konkremente sicher auszuschließen sind.

– Die perkutane, transhepatische Cholangiographie oder die endoskopisch retrograde Cholangiographie (ohne Injektion von Luftblasen) ermöglichen zwar die Diagnostik, sind jedoch invasive Verfahren, die bei banaler Cholezystolithiasis nicht ohne weiteres eingesetzt werden. Außerdem können auch sie die Diagnose verfehlen, wenn das Konkrement distal einer peripheren Stenose liegt.

Durch die präoperative Sonographie läßt sich die Diagnose stellen, vorausgesetzt, die Untersuchung der Leber wird systematisch und vollständig durchgeführt. Oft wird die Untersuchung der Leber aber nicht korrekt durchgeführt – oder kann nicht korrekt durchgeführt werden. Man sollte jedenfalls präoperativ bei allen Patienten mit Cholezystolithiasis und vor allem Cholangiolithiasis eine komplette sonographische Darstellung der intrahepatischen Gallenwege anstreben.

In einer nicht unbeträchtlichen Anzahl der Fälle wird die Diagnose der intrahepatischen Cholangiolithiasis präoperativ verfehlt. Das gilt auch für die intraoperative Cholangiographie, wenn das intrahepatische Gallenwegssystem nicht vollständig dargestellt wird (Abb. 56).

Intraoperativ-sonographisch stellen sich diese Konkremente als echoreiche, intratubuläre Strukturen mit dorsalem Schallschatten oder wenigstens mit Schallabschwächung innerhalb eines Glissonfeldes dar. Das Vorhandensein eines intrahepatischen Konkrements ist fast immer mit einer segmentalen Dilatation der proximal gelegenen Gallenwege verbunden (Abb. 57). Differentialdiagnostisch müssen 2 Bilder abgegrenzt werden [10]:

— Die Aerobilie verursacht ein ähnliches Bild, wenn die Schallebene senkrecht zum Gallenweg steht. Allerdings sind Echo und dorsaler Schallschatten bei der Aerobilie etwas weniger stark. Vor allem ändern sich Lage und Form rasch bei Lageänderungen, bzw. Mobilisation der Leber (Abb. 58).
Die Aerobilie versursacht aber nicht nur differentialdiagnostische Probleme: Beim gleichzeitigen Vorliegen einer Aerobilie und einer intrahepatischen Cholangiolithiasis können die Konkremente durch die Aerobilie maskiert werden.
— Die quer angeschnittenen peripheren Glissonfelder können ein Konkrement vortäuschen, wenn der Durchmesser der darin verlaufenden tubulären Strukturen so gering ist, daß sie sonographisch nicht zu erkennen sind.

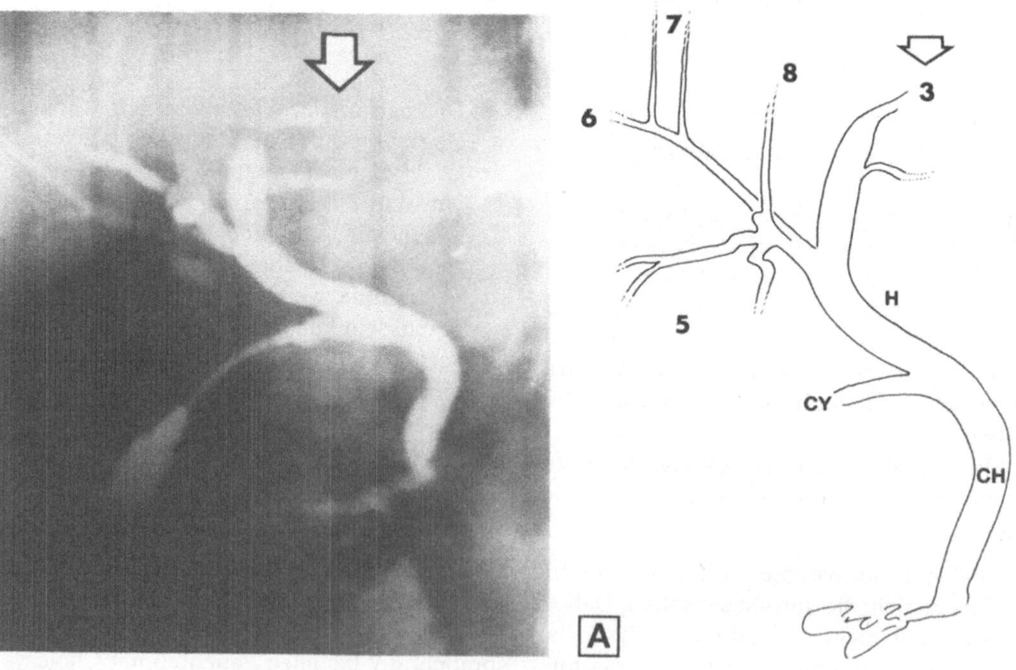

Abb. 56 A

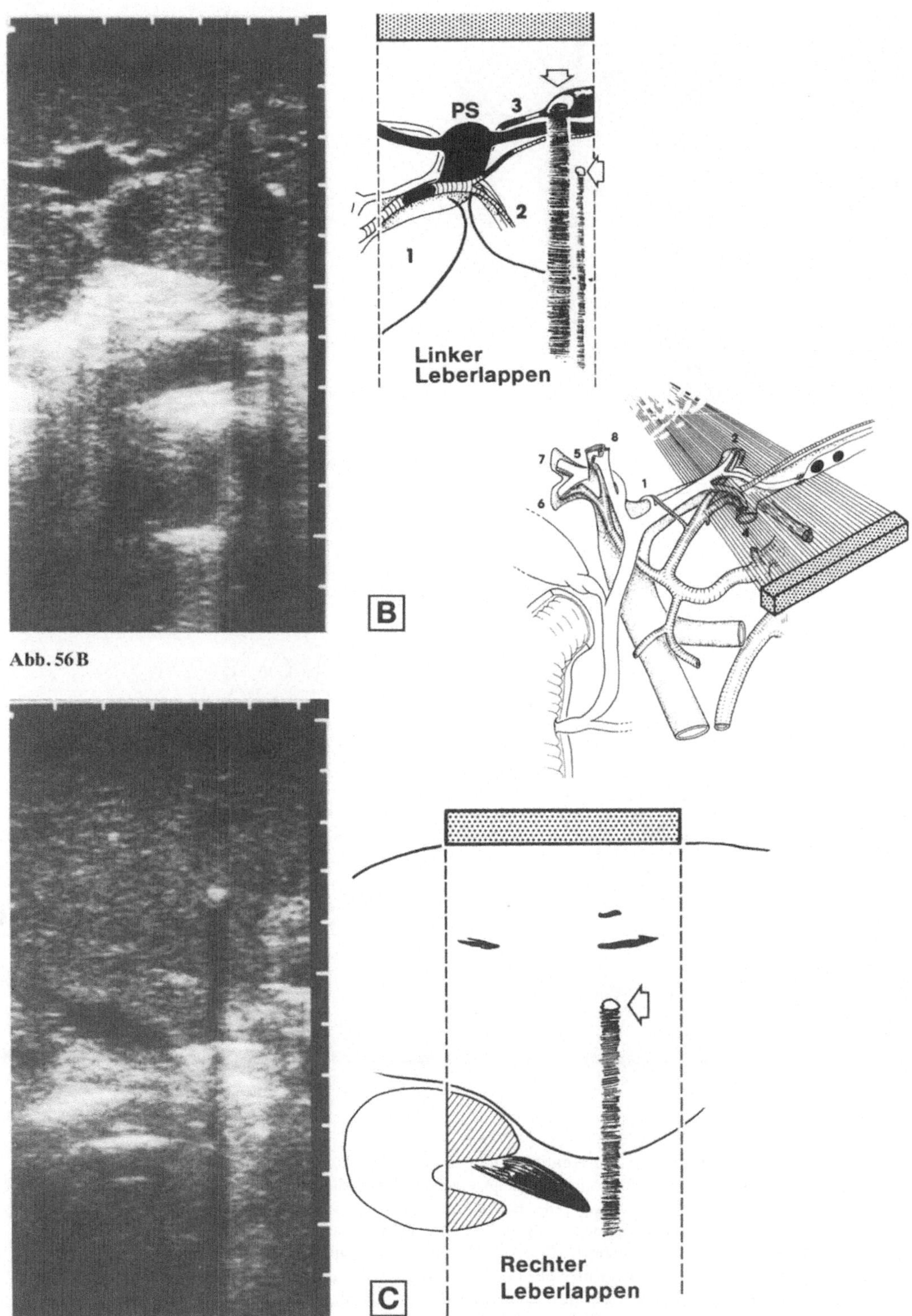

Abb. 56 B

Abb. 56 C

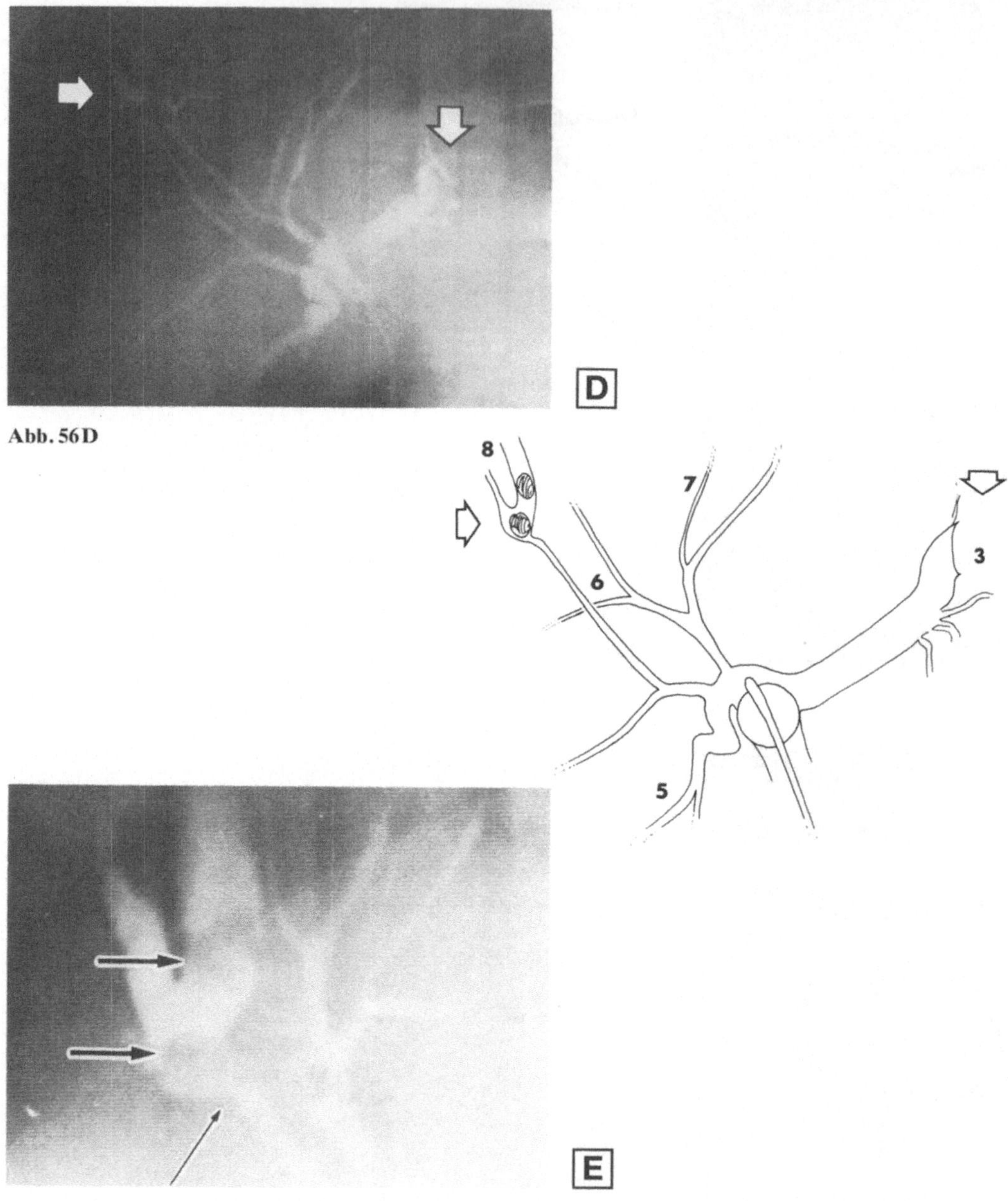

Abb. 56 D

Abb. 56 E

Abb. 56. A 60jähriger Mann mit akuter Pankreatitis. Die präoperativen Untersuchungen ergaben eine Cholezystolithiasis. Die intraoperative Cholangiographie zeigt eine unvollständige Füllung des linken Gallenwegssystems trotz Anwendung erhöhten Druckes [28]. **B** Die intraoperative Sonographie zeigt im linken Leberlappen (in Höhe des Gallengangs des Segmentes 3) und (**C**) im rechten Leberlappen (im Gallengang des Segmentes 8) eine bis dahin nicht diagnostizierte Cholangiolithiasis. Der Ductus hepatocholedochus stellt sich cholangiographisch und sonographisch normal dar. **D** Eine erneute Cholangiographie mittels eines Ballonkatheters bestätigt den sonographischen Befund. Es stellen sich distale Stenosen heraus *(Pfeile)*. **E** Die Konkremente sind auf dieser Vergrößerungsaufnahme noch besser zu erkennen *(Pfeile)*. Ebenso lassen sich prästenotische Gallengangserweiterungen erkennen. *H* Hepatikus, *CH* Choledochus, *CY* Zystikus

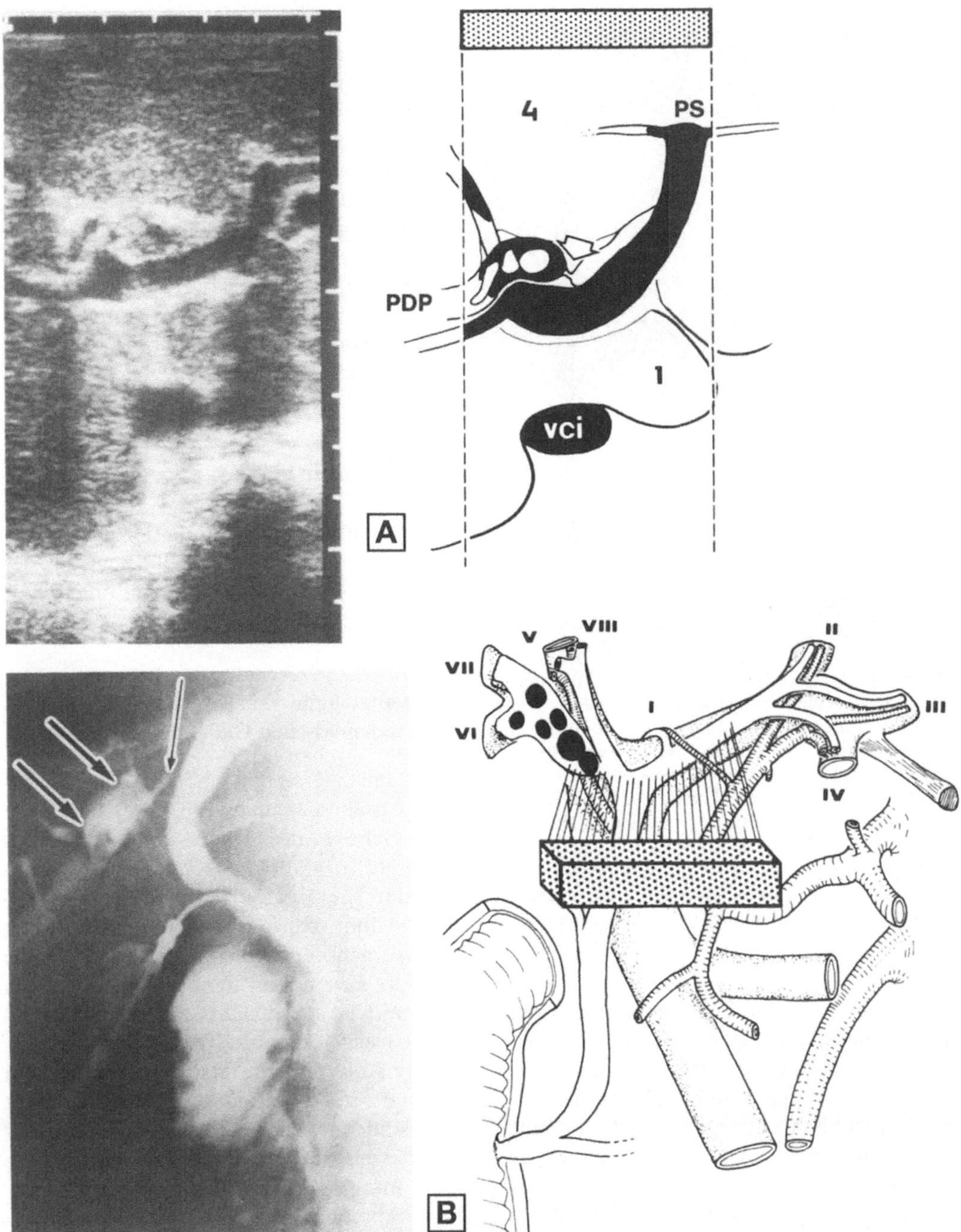

Abb. 57A, B. 20jährige Frau. Vor 2 Monaten wegen akuter Cholezystitis Cholezystektomie. Intraoperativ normales Cholangiogramm. Nach rezidivierenden Cholangitiden wird die Patientin erneut operiert. Die intraoperative Sonographie (**A**) zeigt eine Anomalie des Gallenwegskonfluens und eine Dilatation des Gallenwegs des posterioren Sektors des rechten Leberlappens *(PDP)*. Oberhalb einer Stenose finden sich mehrere Konkremente. Die Diagnose wird intraoperativ cholangiographisch bestätigt (**B**). Zu erkennen sind die Stenose *(schmaler Pfeil)*, die prästenotische Dilatation sowie die Gallenwegskonkremente *(große Pfeile)*. *VCI* V. cava inferior, *PDP* Gallenwegsast des posterioren Sektors des rechten Leberlappens, *PS* linkes Pfortadersystem

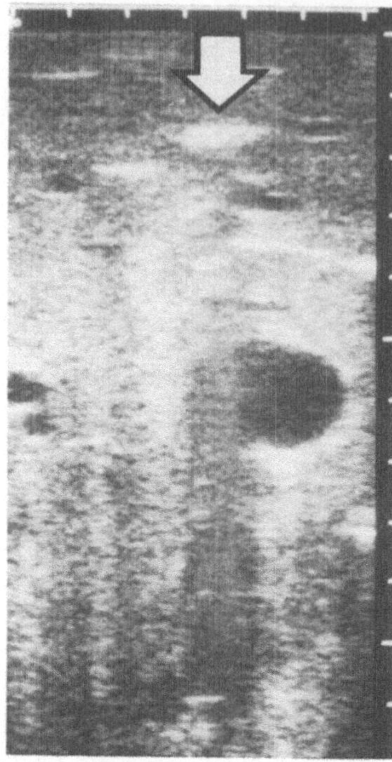

Abb. 58. Eine Aerobilie, die gelegentlich mit intrahepatischen Gallenwegskonkrementen verwechselt werden kann, stellt sich meist etwas anders als ein Konkrement dar: Der Reflex *(Pfeil)* ist länglicher und schwächer und bewirkt keine so ausgeprägte dorsale Schallauslöschung wie ein Konkrement. Diese nach einer wegen intrahepatischen Gallenwegskonkrementen durchgeführten Desobstruktion angefertigte Kontrolle zeigt gut die Schwierigkeiten der Sonographie beim postoperativen Ausschluß von verbliebenen intrahepatischen Gallenwegskonkrementen

In einer Serie von 12 Patienten mit intraoperativ nachgewiesenen Konkrementen der intrahepatischen Gallenwege, von denen alle präoperativ-sonographisch und 7 intraoperativ-sonographisch untersucht wurden, konnte die Diagnose in 9 von 12 Fällen präoperativ-sonographisch, in 6 von 7 Fällen intraoperativ-sonographisch gestellt werden. Die falsch-negativen Diagnosen lauteten in einem Fall „Normalbefund", in allen anderen Fällen „Aerobilie".

Neben dieser diagnostischen und topographischen Bedeutung hat die intraoperative Sonographie therapeutische Aspekte: Sonographisch kontrolliert lassen sich über einen nach Punktion eingeführten weichen Führungsdraht Dilatationskatheter (wie von Grüntzig für die Gefäßdilatation vorgeschlagen [6]) in das Gallenwegsystem einführen, so daß anderweitig nicht erreichbare Stenosen dilatiert werden können. Nach der Dilatation lassen sich auf gleiche Weise Drainagekatheter legen, so daß mit einem Dormia-Körbchen sofort oder später eine Steinextraktion vorgenommen werden kann. Postoperativ können über diesen Katheter Chemolyseversuche und röntgenologische Kontrollen durchgeführt werden.

Choledocholithiasis

Eine wesentliche Bedeutung der intraoperativen Gallenwegssonographie liegt in der Diagnostik von Konkrementen im Ductus hepatocholedochus [8, 15, 16].

Symptomatologie der extrahepatischen Gallenwegskonkremente

Nach Gallenblase und Leber werden die extrahepatischen Gallenwege untersucht. Die Untersuchung des Ductus hepatocholedochus muß sorgfältig, systematisch und komplett durchgeführt werden. Mit der Darstellung beginnt man am Gallenwegskonfluens, von wo man den Gallengang bis zur Papille verfolgt. Besonders im intrapankreatischen Abschnitt ist der Ductus choledochus gelegentlich schwierig abzugrenzen.

Die Konkremente erscheinen unter dem Bild stark reflektierender Strukturen, die oft rund sind und einen Schallschatten aufweisen, dessen Stärke proportional zur Größe des Konkrements ist (Abb. 59). Auch im unteren Abschnitt des Ductus choledochus — die Papille eingeschlossen — (Abb. 60) lassen sich die Steine im allgemeinen darstellen. Um eine bessere Darstellung zu erreichen, kann man nach Präparation des Pankreas und Duodenums en bloc je einen Wasservorlauf vor und hinter die präparierten Strukturen bringen.

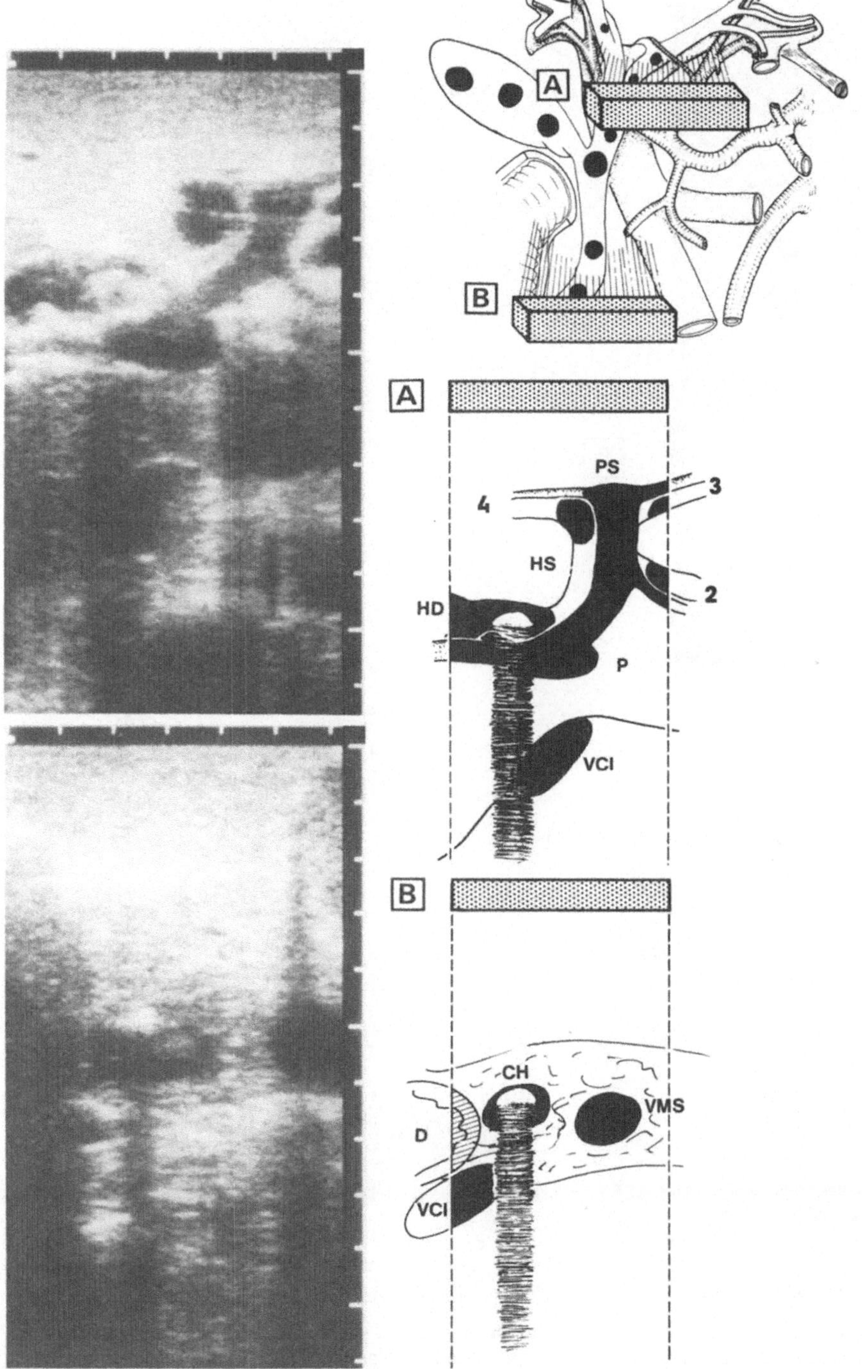

Abb. 59 A, B. 34jährige Frau mit Cholangitis. Die intravenöse Cholangiographie zeigt eine Cholezysto- und Cholangiolithiasis. Die intraoperative Sonographie läßt deutlich mehrere intraluminäre Konkremente erkennen. Das Gallenwegssystem ist erweitert (Ductus choledochus 15 mm). Der Transversalschnitt **A** liegt in Höhe der Leberpforte, der Transversalschnitt **B** in Höhe des Pankreaskopfes. *VCI* V. cava inferior, *P* Pfortader, *HD* rechter Hepatikus, *HS* linker Hepatikus, *PS* linker Pfortaderast, *CH* Choledochus, *VMS* V. mesenterica superior, *D* Duodenum

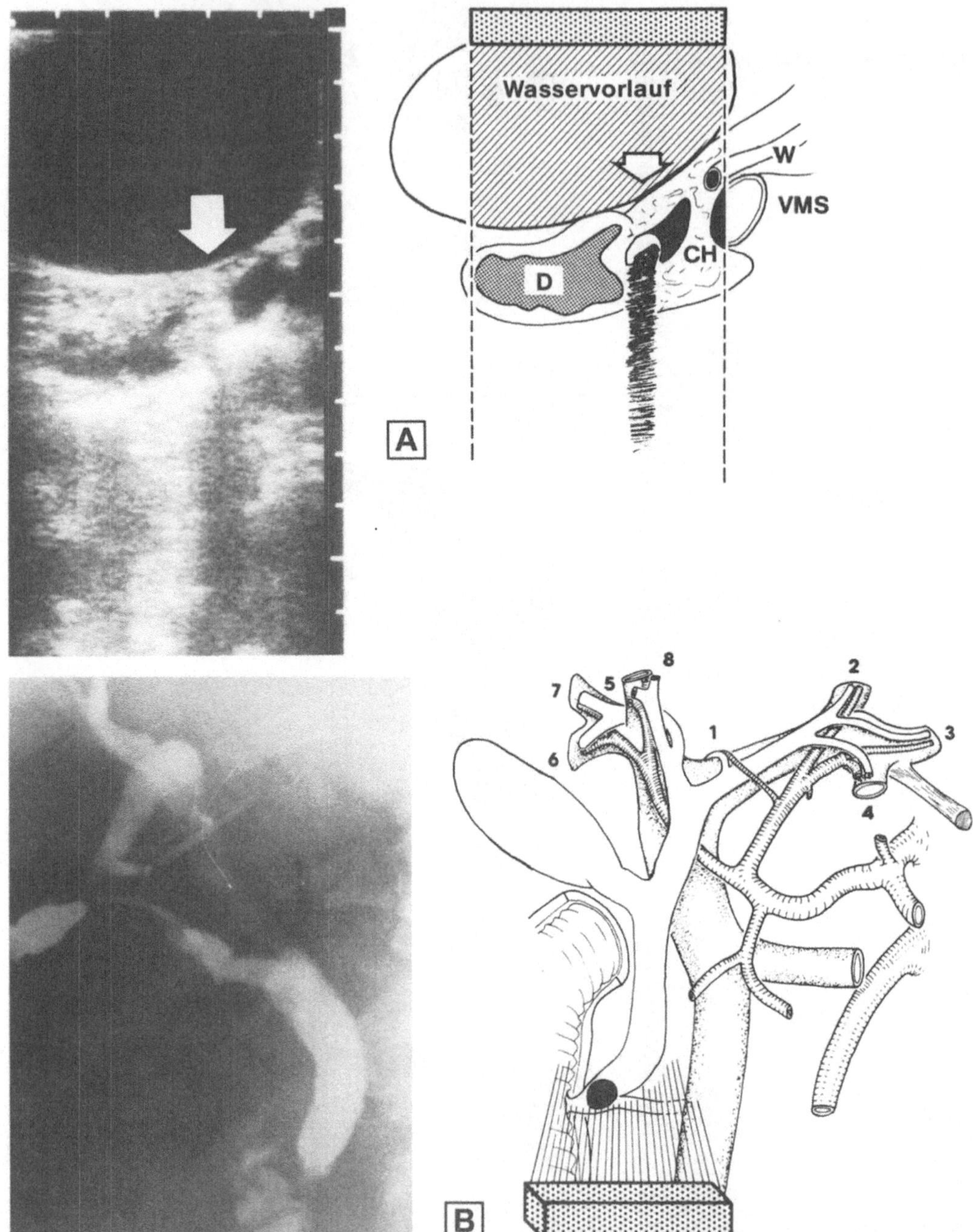

Abb. 60A, B. 48jähriger Mann. Rezidivierende Schmerzen im rechten Oberbauch mit Ikterusschüben und transitorischer Amylasämie. Die präoperative Sonographie und Cholangiographie ergaben keinen pathologischen Befund. Intraoperativ fand sich eine konkrementfreie Gallenblase mit verdickter Wand und erweitertem Zystikus. Der Hepatocholedochus war sonographisch (**A**) mäßig erweitert (7 mm) und enthielt präpapillär ein Konkrement. Das Konkrement wurde auch während der Kontrastmittelinjektion bei der intraoperativen Cholangiographie auf dem Monitor erkannt. Durch die Druckerhöhung bewegte es sich. Die Röntgenaufnahme (**B**) zeigte das Konkrement nicht. *CH* Choledochus, *VMS* V. mesenterica superior, *W* Wirsungianus. (Horizontalschnitt in Höhe des Pankreaskopfes unter Verwendung eines Wasservorlaufs)

Es gibt ein indirektes Zeichen für ein Konkrement: Die Dilatation des Ductus hepatocholedochus, die sonographisch leicht zu messen ist (Abb. 60). Der normale Hepatocholedochus ist 4–5 mm weit [12]. Mit dem Alter nimmt der Durchmesser zu. Er kann dann 10 mm erreichen.

Mit Hilfe der Sonographie läßt sich das umgebende Pankreasgewebe beurteilen. Normalerweise weist das Pankreas eine heterogenere und etwas echoreichere Struktur als die Leber auf.

Umschriebene Organvergrößerungen bei einer Begleitpankreatitis, die zu einer Kompression des Ductus choledochus oder des Ductus pancreaticus führen können, sind darstellbar. Auch die prästenotische Dilatation des Ductus Wirsungianus ist erkennbar (Abb. 61).

Differentialdiagnostisch exakt abzugrenzen sind die Gallenwegstumoren, die in der Regel viel echoärmer und weniger gut abzugrenzen sind als Konkremente. Außerdem sind sie nicht mobilisierbar und von der Wand der Gallenwege nicht zu differenzie-

ren. Manchmal ist die Unterscheidung jedoch sehr schwierig. Letztlich ist sie gelegentlich nur durch eine Cholangiographie oder eine operative Exploration des Choledochus zu treffen. Eine umschriebene verdächtige Struktur des Choledochus oder des Pankreas läßt sich unter sonographischer

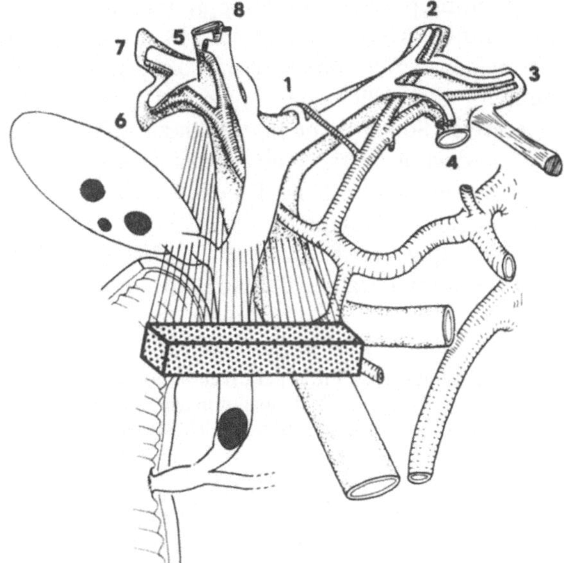

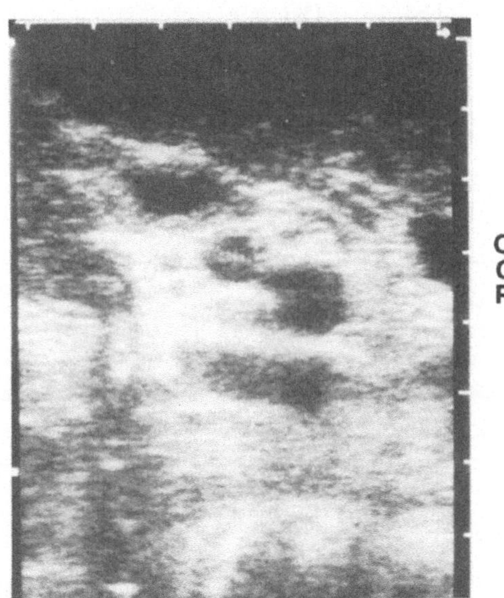

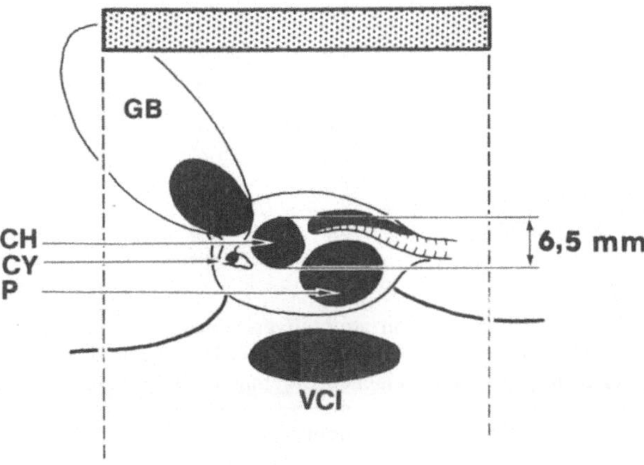

Abb. 61. 42jähriger Mann mit Gallenkoliken. Die präoperative Sonographie und Cholangiographie ergaben eine Cholezystolithiasis. Die intraoperative Sonographie zeigt eine Erweiterung des Hepatocholedochus (6,5 mm). Ursache war ein operativ gesichertes, cholangiographisch erkennbares Konkrement im präpapillären Choledochus. *CH* Choledochus, *CY* Zystikus, *P* Pfortader, *VCI* V. cava inferior, *GB* Gallenblase. (Transversalschnitt durch den mittleren Abschnitt des Choledochus)

Kontrolle transduodenal punktieren, so daß Material zur histologischen Untersuchung zu gewinnen ist.

Nutzen der Sonographie

Zwei größere Untersuchungsreihen vergleichen die intraoperative Sonographie und die intraoperative Cholangiographie [8, 16]. Diese beiden Serien umfassen 350 bzw. 196 Patienten, so daß über den Nutzen der intraoperativen Sonographie in der Diagnostik der Choledocholithiasis eine Aussage möglich ist. Die in Tabelle 2 und Tabelle 3 dargestellten Ergebnisse zeigen für die intraoperative Sonographie etwas bessere Ergebnisse als für die intraoperative Cholangiographie.

Sensibilität und Spezifität der Sonographie liegen bei vergleichbaren Zahlen 3 Prozentpunkte über den entsprechenden Werten für die Cholangiographie.

Im Vergleich mit den Zahlen der intraoperativen Cholangiographie, die an unserem Krankenhaus zwischen 1970 und 1980 an 523 Patienten gewonnen wurden, zeigt sich für die intraoperative Cholangiographie ein leichter Vorteil. Wir führen die intraoperative Cholangiographie seit vielen Jahren mit einer standardisierten Technik durch [7]. Die Sensibilität der intraoperativen Cholangiographie ist mit 97,9% höher als die in den Serien von Sigel und Jakimowicz ermittelten Werte für die intraoperative Sonographie. Die Spezifität der intraoperativen Cholan-

Tabelle 2. Ergebnisse der intraoperativen Sonographie und der intraoperativen Cholangiographie in der Diagnostik der Choledocholithiasis. Ergebnisse von B. Sigel et al. [15], J. J. Jakimovicz et al. [8] sowie eigene Ergebnisse (1970–1980)

| | Sonographie | | Cholangiographie | | |
| | Sigel ($n = 350$) | Jakimovicz ($n = 196$) | Sigel ($n = 350$) | Jakimovicz ($n = 196$) | Eigene Ergebnisse ($n = 523$) |
	[%]	[%]	[%]	[%]	[%]
Richtig-positiv	12,9	20,4	8,6	19,4	18,0
Richtig-negativ	83,4	75,0	64,9	38,4	76,9
Falsch-positiv	1,1	1,5	3,1	5,1	1,5
Falsch-negativ	0,9	2,6	0,9	3,1	0,4
Nicht beurteilbar	1,4	0,5	4,0	4,1	0,0
Nicht durchgeführt	0,3	0,0	18,6	0,0	3,3

Tabelle 3. Ergebnisse der intraoperativen Sonographie und der intraoperativen Cholangiographie in der Diagnostik der Choledocholithiasis. Ergebnisse von B. Sigel et al. [15] und J. J. Jakimovicz et al. [8] sowie die eigenen Ergebnisse (1970–1980)

| | Sonographie | | Cholangiographie | | |
	Sigel	Jakimovicz	Sigel	Jakimovicz	Eigene Ergebnisse
Sensibilität	93,8	89	90,9	86	97,9
Spezifität	98,6	98	95,4	93	99
Negativer Voraussagewert	99	97	98,7	96	99,5
Positiver Voraussagewert	91	93	73,2	79	92

giographie ist mit 99% etwa so hoch wie die der intraoperativen Sonographie in der Serie von Sigel (98,6%) und von Jakimowicz (98%). Die Differenzen erklären sich durch die unterschiedlichen Techniken der intraoperativen Cholangiographie.

In der Praxis ergeben sich meist keine Schwierigkeiten bei der Cholangiographie, die sehr oft durchführbar und beurteilbar ist (96% in unserer Serie und der Serie von Jakimowicz). In der Serie von Sigel wurde sie allerdings in 23% nicht durchgeführt.

Nicht unwesentlich ist, daß die Cholangiographie den Vorteil hat, Informationen über die Sphinkterfunktion (Druckmessung, qualitative Beurteilung des Kontrastmittelabflusses) und über zusätzliche, sonographisch schwer zu erkennende Gallenwegsanomalien zu liefern.

Wenn das Ergebnis der intraoperativen Sonographie unsicher ist, muß auf die intraoperative Cholangiographie zurückgegriffen werden [8]. Die Notwendigkeit, dieses Verfahren bei jedem Gallenwegseingriff zur Verfügung zu haben, setzt sowohl für den Chirurgen als auch für den Radiologen eine ausreichende Routine und Erfahrung mit der Methode voraus. Während die intraoperative Sonographie also für die Diagnostik intrahepatischer Gallenwegskonkremente eine große Rolle spielt, ist ihre Bedeutung für die Darstellung extrahepatischer Gallenwegskonkremente im Vergleich zur intraoperativen Cholangiographie beschränkt. Diese liefert mindestens ebenso gute Darstellungen von Gallenwegskonkrementen wie die Sonographie. Daneben lassen sich mit dieser Methode die Gallenwege komplett abbilden.

Postoperative Kontrolle

Die Erfolgskontrolle nach Desobstruktion stellt für die biliäre Konkrementchirurgie ein Problem dar, besonders wenn zahlreiche Konkremente in den intra- oder extrahepatischen Gallenwegen vorlagen.

Es ist bekannt, daß die Aussagen der intraoperativen Cholangiographie eingeschränkt werden durch Luftblasen, die während der Choledochotomie oder die desob-

struierenden Manipulationen in die Gallenwege gelangen (Abb. 58). Auch hier liefert die intraoperative Sonographie keine zusätzlichen Informationen: Selbst kleinste Luftbläschen verhindern die Schallausbreitung und täuschen Konkremente vor. Für den Chirurgen stellt nur eine Choledochoskopie eine wesentliche Verbesserung dar [5].

Gallenwegstumoren

Sonographische Symptomatologie

Die Untersuchung wird mit der gleichen Methode wie die Untersuchung auf extrahepatische Konkremente durchgeführt, d.h., die einzelnen tubulären Strukturen müssen kontinuierlich von dort aus dargestellt werden, wo sie sich einwandfrei identifizieren lassen.

Auf 4 Dinge sollte geachtet werden:

— Tumor. Der Gallenwegstumor stellt sich sonographisch heterogen strukturiert dar. Er weist eine höhere Echogenität als das Leberparenchym auf und liegt — natürlich — im Verlauf der Gallenwege. Sonographisch läßt sich die Ausdehnung des Tumors nach kranial und kaudal beurteilen, besonders auch eine mögliche Invasion des Konfluens der Ductus hepatici oder intrahepatischer Gallenwegszusammenflüsse. Für die Operationstaktik haben diese Untersuchungsergebnisse wesentliche Konsequenzen (Abb. 62).

— Gleichzeitig vorhandene Konkremente (Größe, Zahl und Lage).

— Tumorausdehung
  — ins Leberparenchym (bei Tumoren an der Leberpforte oder Gallenblasentumoren),
  — in die Pfortaderwand (bei Tumoren an der Leberpforte),
  — in die Leberpforte (bei Gallenblasentumoren).

— Metastasen in Leber oder Lymphknoten.

Durch die intraoperative Sonographie lassen sich die Gallenwegstumoren (Abb. 63) von extraluminalen Tumoren, die die Gallenwege komprimieren (Abb. 64), abgrenzen.

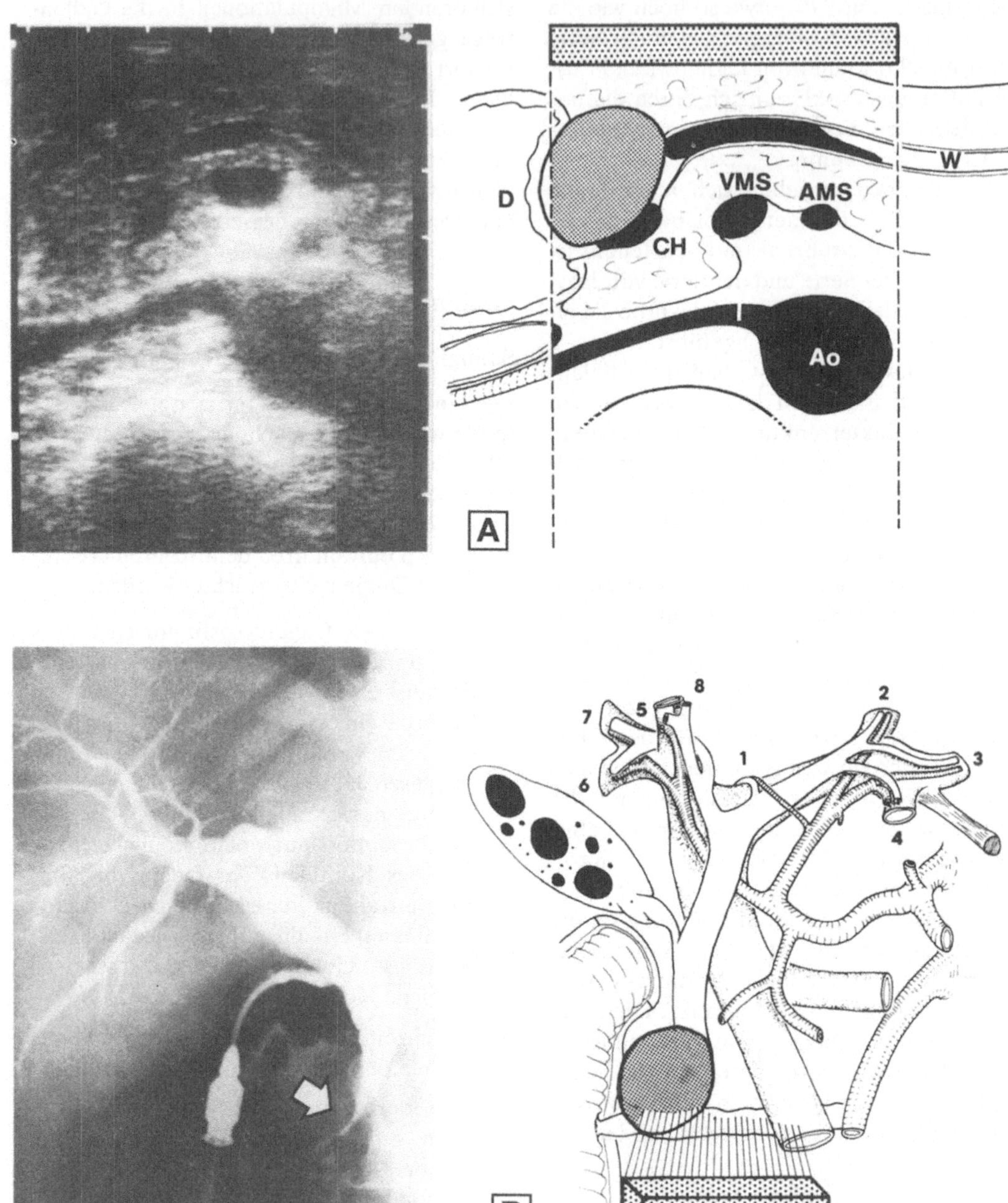

Abb. 62A, B. 52jähriger Mann mit akuter Pankreatitis. Sonographisch Cholezystolithiasis (Mikrokonkremente) Die intraoperative Sonographie (**A**) zeigt neben der Cholezystolithiasis eine entzündliche Schwellung im Pankreaskopf in der Nähe der Papille und eine Dilatation des Choledochus *(CH)* und des Wirsungianus *(W). VMS* V. mesenterica superior, *AMS* A. mesenterica superior, *Ao* Aorta, *D* Duodenum. **B** Die Kompression des kaudalen Choledochussegments läßt sich intraoperativ cholangiographisch sichern. Dazu wurde nach Cholezystektomie der Zystikus sondiert. Eine Biopsie wurde nicht durchgeführt. Der Patient wurde mit einem T-Drain versorgt, das 2 Monate belassen wurde. Seit 1 Jahr ist der Patient asymptomatisch. (Transversalschnitt durch den Pankreaskopf)

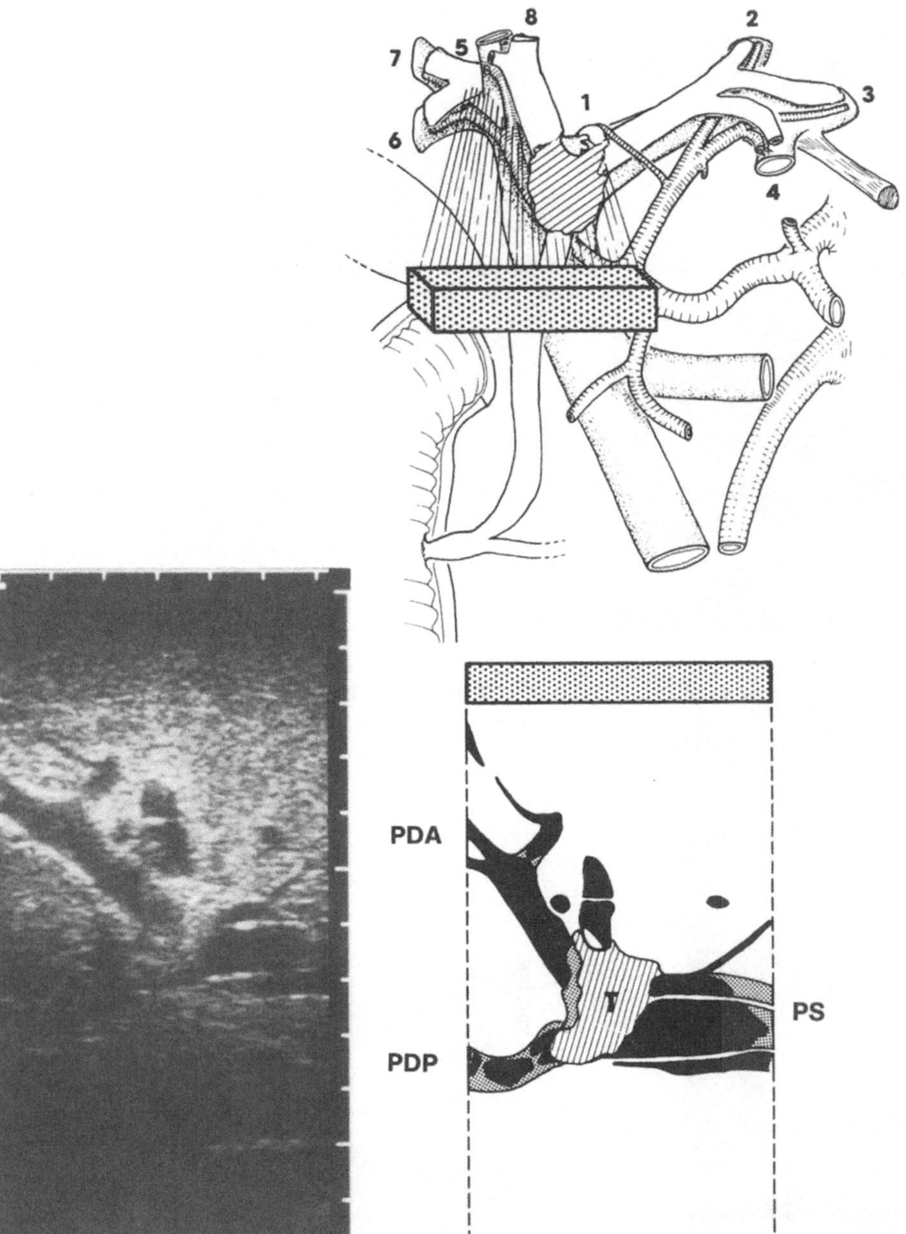

Abb. 63. 57jähriger Mann mit Verschlußikterus. Die präoperative Sonographie zeigte eine ausgeprägte Erweiterung der intrahepatischen Gallenwege und ergab den Verdacht auf ein Abflußhindernis an der Leberpforte. Intraoperativ fand sich ein Tumor der Leberpforte. Die intraoperative Sonographie zeigt eine Invasion dieses Tumors in das rechte Gallenwegssystem mit Verschluß eines sekundären Gallenwegskonfluens. Dadurch war eine Resektion kontraindiziert. Eine rechtsseitige Hemihepatektomie wurde wegen des schlechten Allgemeinzustandes nicht in Betracht gezogen. Eine perkutane transhepatische Cholangiographie wurde präoperativ nicht durchgeführt, um eine Kontamination des Gallenwegssystems zu vermeiden. Wenn − wie hier − ein Verschluß in Höhe des Gallenwegskonfluens vorliegt, ist die Drainage des rechtsseitigen Gallenwegssystems nach links durch eine intrahepatische Anastomose nicht gesichert. *PS* linker Pfortaderast, *PDP* Pfortaderast des posterioren Sektors des rechten Leberlappens, *PDA* Pfortaderast des anterioren Sektors des rechten Leberlappens. (Transversalschnitt durch die Leberpforte)

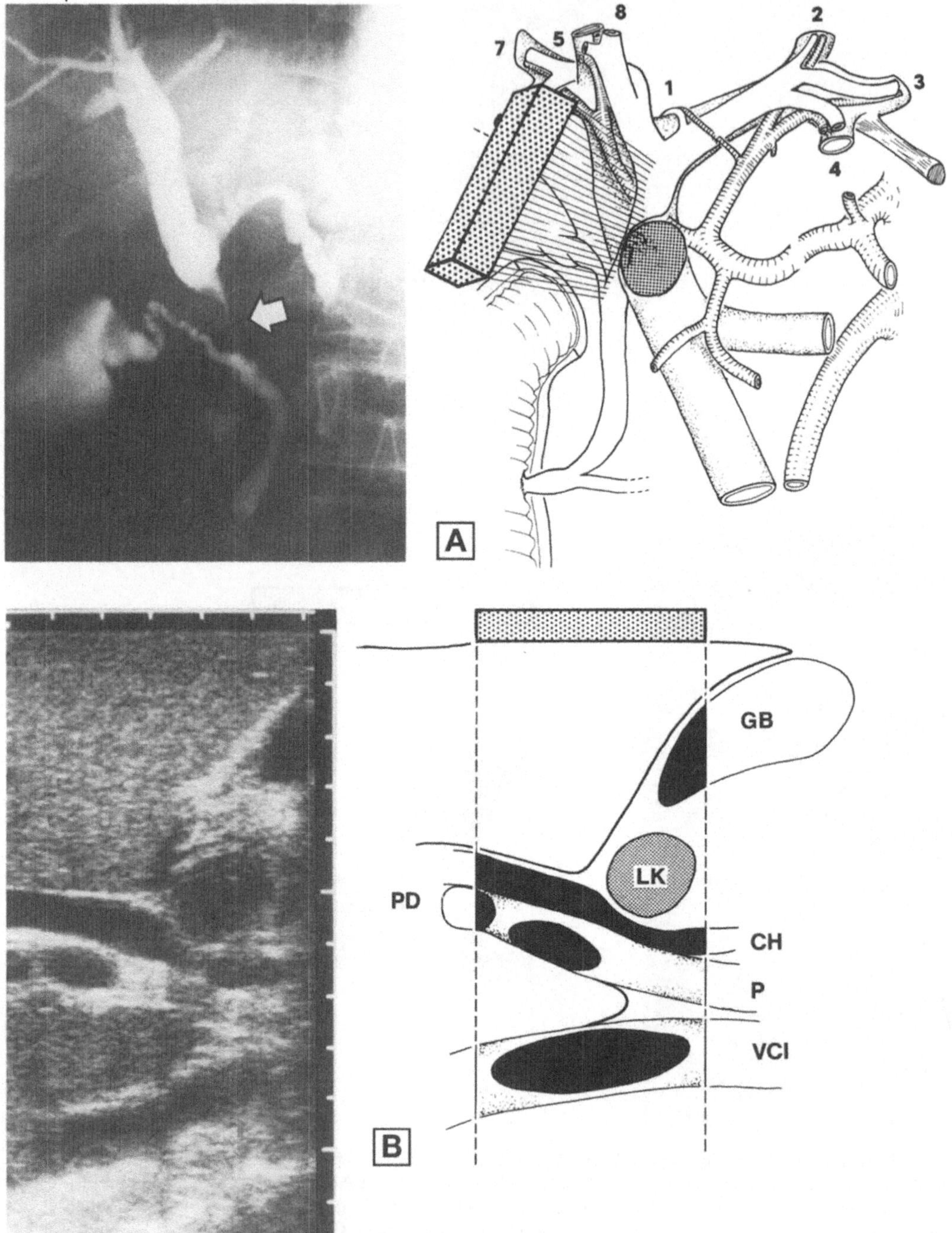

Abb. 64A, B. 61jähriger Mann, Verschlußikterus mit Erweiterung der intrahepatischen Gallenwege. Die perkutane transhepatische Cholangiographie (**A**) zeigt eine konzentrische Einengung des Hepatikus *(Pfeil)*. Intraoperativ fand sich eine Raumforderung von 2 cm Durchmesser, die den Hepatikus komprimierte (**B**). Es handelte sich um die Manifestation eines malignen Hodgkin-Lymphoms, die ohne Eröffnung des Hepatocholedochus exstipiert werden konnte. *LK* Lymphknoten, *GB* Gallenblase, *CH* Choledochus, *P* Pfortader, *VCI* V. cava inferior, *PD* rechter Pfortaderast. (Sagittalschnitt in Pfortaderlängsrichtung)

Modifikationen der Operationstaktik

Neben der Möglichkeit, durch kontrollierte Biopsien von Tumor oder Metastasen zur histologischen Diagnose beizutragen, stellt die intraoperative Sonographie eine wesentliche Methode zur Beurteilung der Resezierbarkeit des Tumors dar (s. oben). Außerdem läßt sich durch die intraoperative Sonographie die Operationstaktik sinnvoll modifizieren. Das spielt für die Anlage intrahepatischer Anastomosen und für die Einführung von Drainagekathetern eine Rolle.

Durchführung intrahepatischer Anastomosen. Hier spielen eine Rolle einerseits Gallenwegsanastomosen auf den Gallenweg des Segmentes 3 über das Lig. teres hepatis (2), das bei Hepatomegalie manchmal schwierig aufzufinden ist, andererseits Anastomosen auf die Gallenwege des rechten Leberlappens. Anatomisch lassen sich die Gallenwege der rechten Leberhälfte nur schwer auffinden, da anatomische Orientierungspunkte fehlen. Mit Hilfe der intraoperativen Sonographie läßt sich leicht ein oberflächlich verlaufender Gallenweg darstellen und punktieren. Die Punktion ermöglicht einerseits eine intraoperative Cholangiographie, andererseits kann der intrahepatische Punktionskanal mit Farbstoff markiert werden, wodurch die Hepatotomie erleichtert wird (Abb. 65).

Einführung von Drainagekathetern. Wenn eine Gallenwegsanastomose nicht mehr durchführbar ist, läßt sich ein Verschlußikterus oft nur durch eine Gallenwegsdrainage behandeln. Traditionell ist dieser Eingriff mit einer Choledochotomie (wenn der Tumor nicht zu weit nach kaudal reicht) und mit einer Blindpunktion des Tumors verbunden.

Unter sonographischer Kontrolle läßt sich transhepatisch ein Gallenweg punktieren, so daß ein Führungsdraht und ein Katheter über den obstruierenden Tumor hinaus vorgeschoben werden können. Schließlich läßt sich eine Gallenwegsprothese (Lunderquist) [17] oder eine externe oder eine extern-interne Drainage anlegen. Die Effizienz der Drainage ist um so größer, je peripherer die Gallenwegspunktion durchgeführt wurde. Die periphere Punktion wird durch die sonographische Kontrolle erheblich erleichtert (Abb. 66).

Literatur

1. Berk RN (1983) Imaging of the gallbladder. In: Moody FG (ed) Advances in diagnosis and surgical treatment of biliary tract disease. Masson, New York, pp 25–39
2. Bismuth H, Corlette MB (1975) Intrahepatic cholangioenteric anastomosis in carcinoma of the hilus of the liver. Surg Gynecol Obstet 140:170–178
3. Castaing D, Houssin D, Lemoine J, et al (1983) Surgical management of gallstones in cirrhotic patients. Am J Surg 146:310–313
4. Eiseman B, Greenlaw RH, Gallacher JQ (1965) Localization of common duct stones by ultrasound. Arch Surg 91:195–199
5. Grange D, Maillard JN (1981) La cholédochoscopie per-opératoire. Gastroenterol Clin Biol 5:857–865
6. Grüntzig A, Hopff H (1974) Perkutane Rekanalisation chronischer arterieller Verschlüsse mit einem neuen Dilatationskatheter. Modifikation der Dotter-Technik. Dtsch Med Wochenschr 99:2502–2505
7. Hepp J, Bismuth H (1975) Problèmes généraux de la chirurgie de la lithiase biliaire. Techniques chirurgicales, Appareil digestif, Tome 3, Encyclopédie médico-chirurgical, Paris 40915, pp 1–16
8. Jakimowicz JJ, Carol EJ, Jürgens PTHJ (1984) The peroperative use of real time B-mode ultrasound imaging in biliary and pancreatic surgery. Dig Surg 1:55–60
9. Knight RP, Newell JA (1963) Operative use of ultrasonics in cholelithiasis. Lancet i:1023–1025
10. Kunstlinger F, Castaing D, Houssin D, et al (1984) Diagnostic échographique des lithiases intra-hépatiques. Gastroenterol Clin Biol 8:122A
11. Lane RJ, Glazer G (1980) Intra-operative B mode ultrasound scanning of the extra-hepatic biliary system and pancreas. Lancet ii:334–337
12. Niderau C, Sonnenberg A, Mueller J (1984) Comparison of the extra-hepatic bile duct size mesured by ultrasound and by different radiographic methods. Gastroenterology 87:615–621
13. Sigel B, Coelho JVC, Spigos DG, et al (1980) Real-time ultrasonography during biliary surgery. Radiology 137:531–533

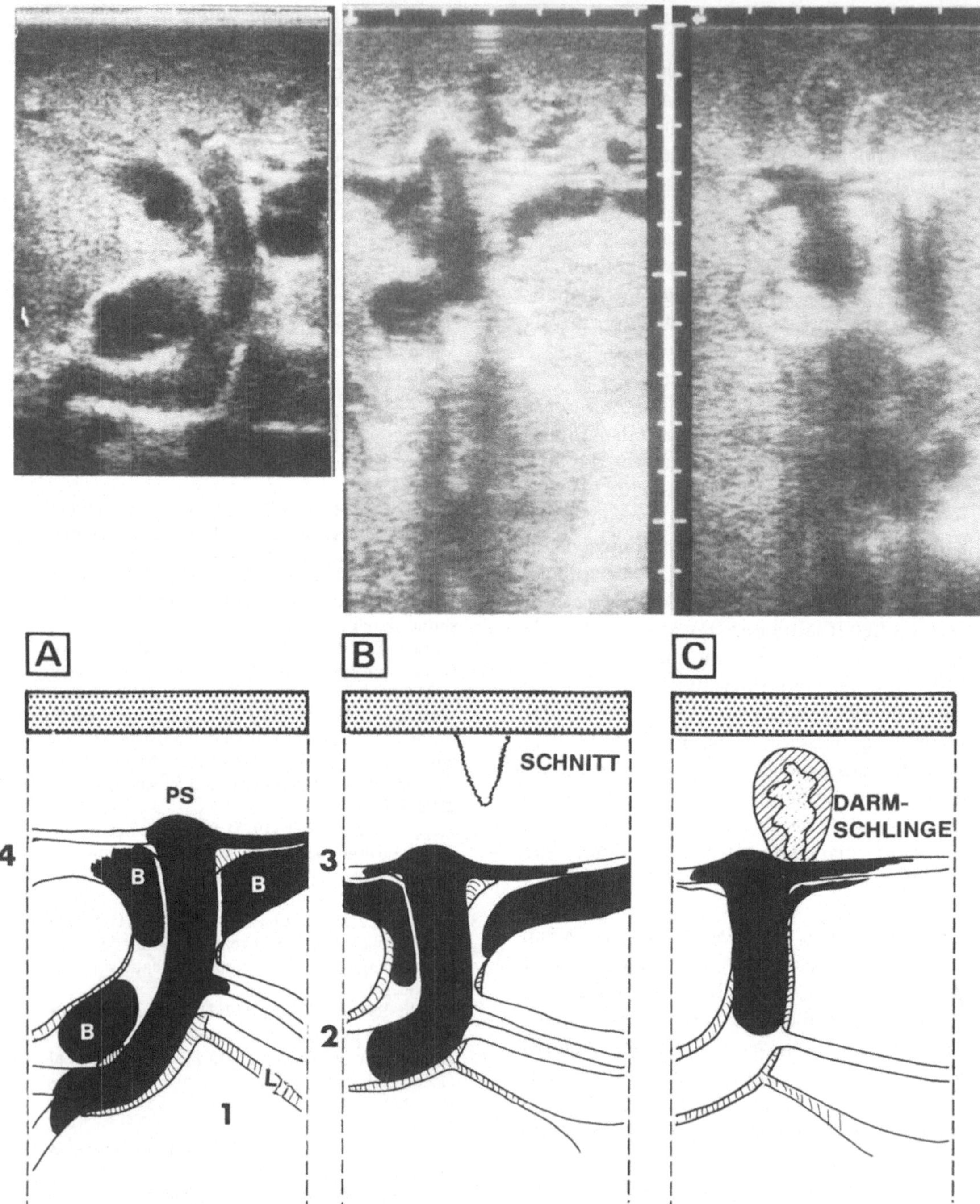

Abb. 65A–C. 56jährige Frau mit Verschlußikterus. Gallenblasenkarzinom mit Invasion der Leberpforte. Intraoperativ zeigte sich, daß der Tumor nicht exstirpierbar war. **A** Es ist zu erkennen, daß die linksseitigen Gallenwege *(B)* erheblich erweitert sind (*PS* linksseitiger Pfortaderast. *L* Lig. teres hepatis). Der Zugang zum Gallenwegsast des Segmentes 3 wird markiert (**B**). Kontrolle der intrahepatischen Anastomose auf den Gallenweg des Segmentes 3 (**C**). Die Gallenwege haben wieder einen normalen Durchmesser. (Transversalschnitte in Höhe der Leberpforte)

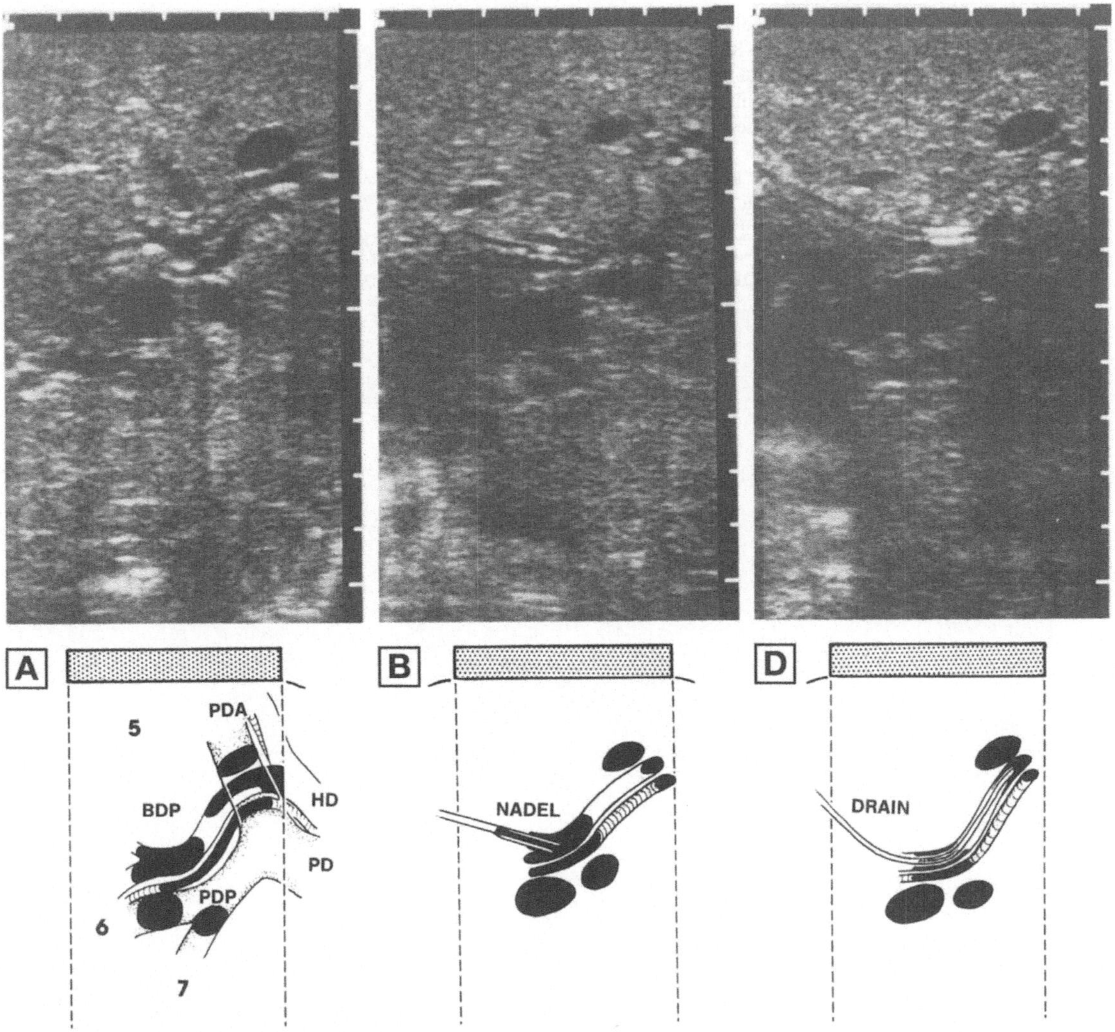

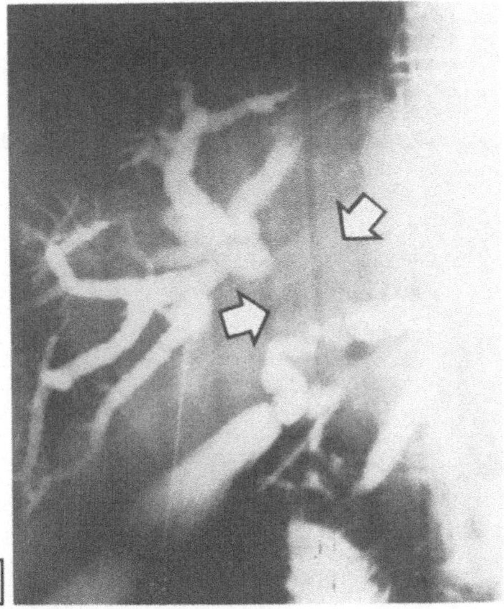

Abb. 66A–D. 77jährige Frau mit Verschlußikterus aufgrund eines Karzinoms der Leberpforte. Intraoperativ zeigte sich, daß der ausgedehnte Tumor nicht exstirpierbar war. Wegen multipler Lebermetastasen im linken Leberlappen konnte auch eine intrahepatische Anastomose nicht durchgeführt werden (**A**). Sonographisch zeigt sich, daß im rechten Leberlappen der sekundäre Gallenwegskonfluens (zwischen den Gallenwegsästen des anterioren und des posterioren rechtsseitigen Lebersektors) nicht befallen ist. Unter sonographischer Kontrolle wird das Gallenwegssystem punktiert (**B**). Die anschließende Cholangiographie (**C**) bestätigt die hochgradige, tumorbedingte Gallenwegseinengung. Minimaler Kontrastmittelabstrom *(Pfeile)* in den Hepatocholedochus. Über die Nadel wird eine externe Gallenwegsdrainage eingelegt (**D**). Eine Peritonealkarzinose stellte für eine retrograde Passage des Tumors mit einem Katheter durch den Ductus hepatocholedochus die Kontraindikation dar

14. Sigel B (1982) Operative ultrasonography. Lea and Febiger, Philadelphia, pp 53–83
15. Sigel B, Coelho JCV, Nyhus LM, et al (1982) Comparison of cholangiography and ultrasonography in the operative screening of the common bile duct. World J Surg 6:440–444
16. Sigel B, Machii H, Beitler JC, et al (1983) Comparative accuracy of operative ultrasonography and cholangiography in detecting common duct calculi. Surgery 94:715–720
17. Ring EJ, Oleaga JA, Freiman DB, et al (1978) Therapeutic applications of catheter cholangiography. Radiology 128:333–338

4 Sonographie in der Chirurgie der portalen Hypertension

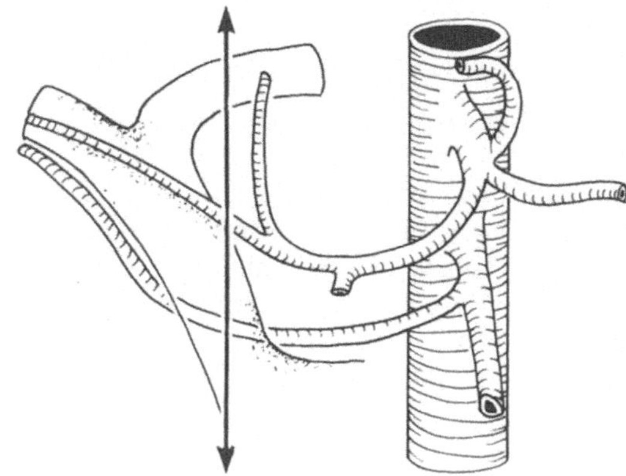

Neben der routinemäßigen Durchführung der intraoperativen Sonographie der Leber bei jedem Bauchhöhleneingriff (vor allem bei Patienten mit Leberzirrhose, die ein erhöhtes Leberzellkarzinomrisiko aufweisen und deren Leber palpatorisch nicht sicher zu beurteilen ist), hat die intraoperative Sonographie 3 Indikationen: Darstellung der Topographie, Darstellung von Pfortaderthromben und Kontrolle der Anastomosen.

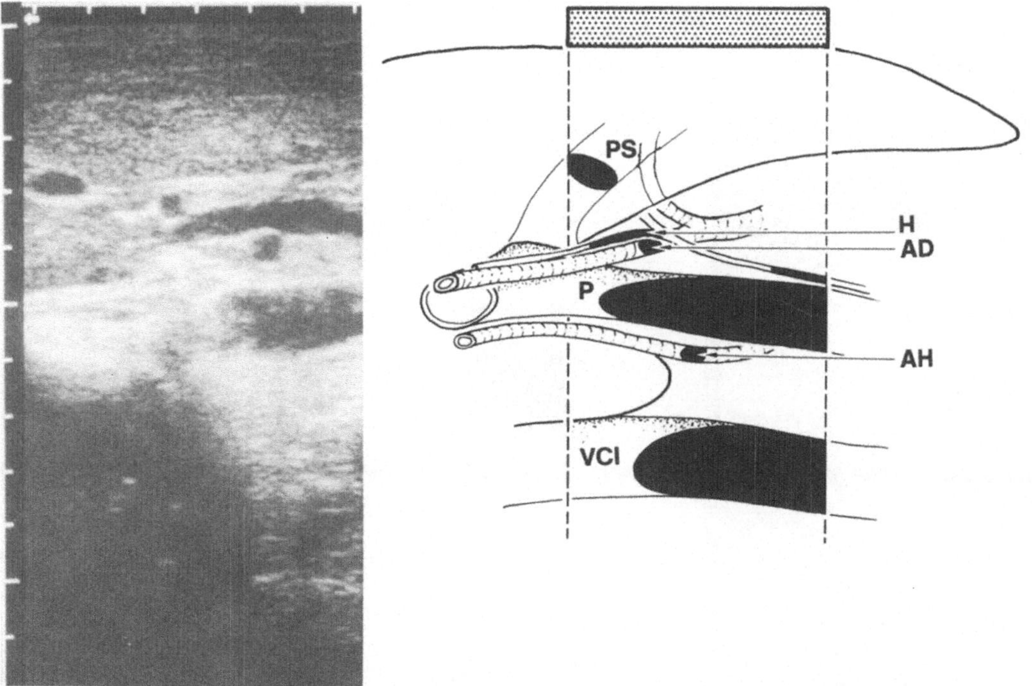

Abb. 67. Wenn die rechte Leberarterie *(AH)* aus der A. mesenterica superior entspringt, zieht sie dorsal der Pfortader *(P)* entlang. Da sie die Pfortader von dorsal umgreift, verhindert sie die für die latero-laterale portokavale Anastomose erforderliche Pfortadermobilisation. *H* Hepatikus, *AD* rechter Ast der A. hepatica, *VCI* V. cava inferior. (Sagittalschnitt in Pfortaderlängsrichtung)

Topographie

Die intraoperative Sonographie hat nur geringe Bedeutung für die Darstellung einer portokavalen End-zu-Seit- oder Seit-zu-Seit-Anastomose, da ihre Anatomie meist gut bekannt ist. Relativ leicht lassen sich sonographisch arterielle Anomalien erkennen (z.B. eine aus der A. mesenterica superior entspringende Leberarterie), die die Anlage einer portokavalen Anastomose verhindern können [1] (Abb. 67). Aber auch dieser Befund ist durch die präoperative Angiographie meist schon bekannt.

Dagegen spielt die intraoperative Sonographie eine wichtige Rolle, wenn ein splenorenaler oder mesenterikoportaler Shunt in Betracht gezogen wird:

- Auffinden der Nierenvenen (für eine splenorenale Anastomose) [2].
- Auffinden beider Gefäße bei einer extraperitonealen Anlage eines splenorenalen Shunts. Bei extraperitonealem Vorgehen gestaltet sich die Suche nach den Gefäßen oft langwierig und schwierig [3].
- Rasche Darstellung der V. mesenterica superior, falls eine mesenterikokavale Anastomose geplant ist [4]. Die V. mesenterica ist oft von Lymphknotenpaketen umgeben, die die Präparation behindern (Abb. 68).

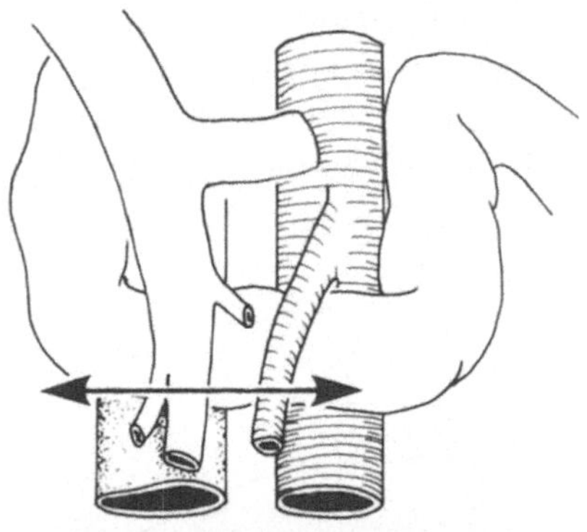

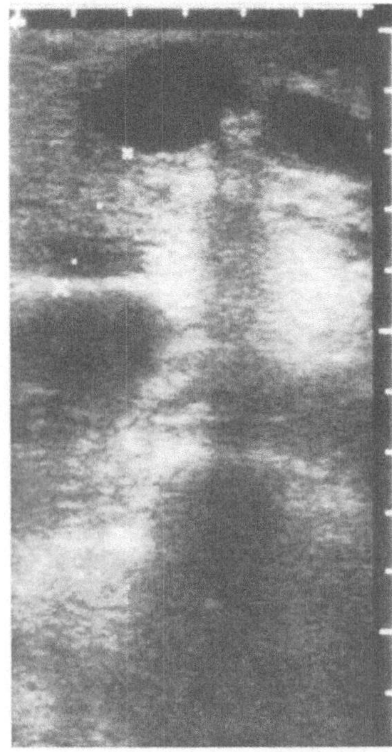

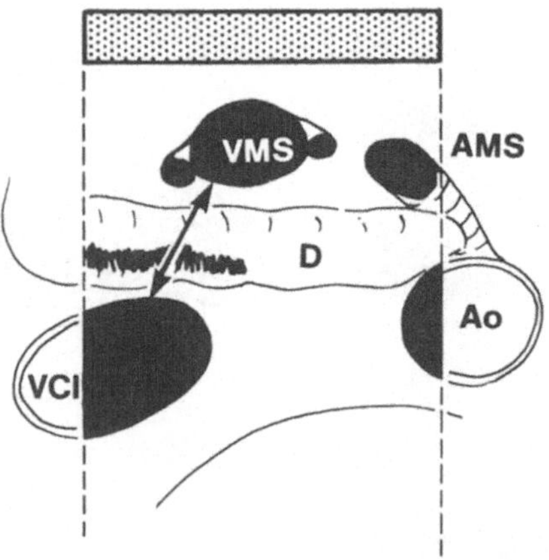

Abb. 68. Intraoperative Darstellung der V. mesenterica superior *(VMS)* im Rahmen einer mesenterikokavalen Shuntoperation. Die Distanz zwischen den Pfeilspitzen beträgt 2,5 cm. *AMS* A. mesenterica superior, *Ao* Aorta, *D* Pars horizontalis inferior des Duodenums (Horizontalschnitt). Die Schallsonde liegt auf der Wurzel des Mesocolon transversum

Darstellung partieller Pfortaderthrombosen

Die präoperative Sonographie ist aussagekräftiger als die Arteriographie in der Diagnostik der partiellen Pfortaderthrombosen, die die Anlage einer portokavalen Anastomose erheblich behindern können. Die intraoperative Sonographie ermöglicht eine noch sicherere Darstellung dieser Thromben sowie eine Beurteilung der Pfortaderwände.

Kontrolle der portokavalen Anastomose

Die intraoperative Sonographie ermöglicht die Darstellung des Gefäßlumens der Anastomose (Durchmesser, Wandbeschaffen-heit, Durchgängigkeit). Als Ausdruck der Durchgängigkeit sind im Lumen der Anastomose durch Strömungsturbulenzen bedingte, flottierende Echos zu erkennen (Abb. 69).

Literatur

1. Bismuth H (1906) Les anastomoses porto-caves tronculaires. Encycl Med Chir, Paris, Techniques chirurgicales. Appareil digestif 40805
2. Bismuth H, Moreaux J, Hepp J (1966) L'anastomose splénorénale centrale dans le traitement de l'hypertension portale. Ann Chir 20:1441–1445
3. Stoney RJ, Mehigan JT, Olcott C (1975) Retroperitoneal approach for portosystemic decompression. Arch Surg 110:1347–1350
4. Drapanas T (1972) Interposition mesocaval shunt for treatment of portal hypertension. Ann Surg 176:435–447

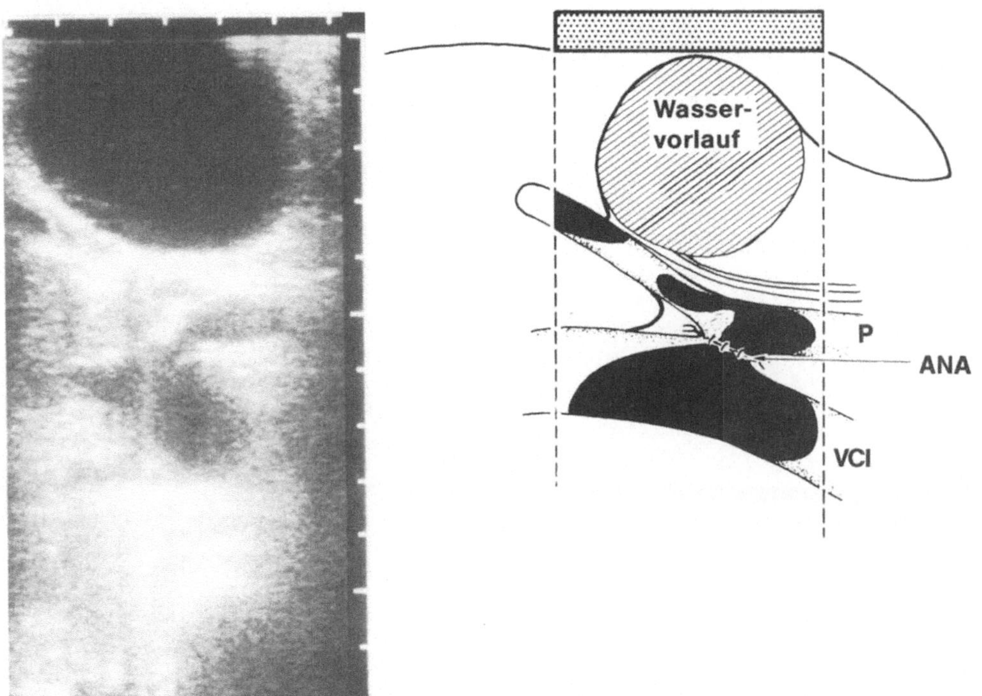

Abb. 69. 65jähriger Mann mit posthepatitischer Leberzirrhose, Pfortaderhypertension und Ösophagusvarizen. Anamnestisch mehrere Episoden mit Ösophagusvarizenblutung. Portokavale Anastomose. Sonographische Kontrolle der Durchgängigkeit der Anastomose unter Verwendung eines Wasservorlaufs. Die Blutströmung durch die Anastomose *(ANA)* ist normalerweise gut erkennbar. *P* V. portae, *VCI* V. cava inferior

Zusammenfassung

Nach 2jähriger Erfahrung mit der intraoperativen Sonographie, die in dieser Zeit intensiv und praktisch als Routineverfahren in der hepatobiliären Chirurgie eingesetzt wurde, ist die Bilanz dieses Verfahrens positiv. Der Nutzen erscheint für die Untersuchung von Leber und Gallenwegen allerdings unterschiedlich.

In der Leberchirurgie entspricht die intraoperative Sonographie der Erwartung der Chirurgen: Sie stellt eine Methode dar, die es ihm ermöglicht, das Innere dieses voluminösen und kompakten Organs, das chirurgisch schwierig anzugehen ist, exakt darzustellen. Die Abbildung der für die Lebertopographie wichtigen intrahepatischen Gefäßstrukturen ermöglicht die sichere Festlegung der chirurgischen Schnittebene sowie die Darstellung des Tumors und der benachbarten Strukturen. Das Verhältnis zwischen Tumor und benachbarten Gefäßen ist für den chirurgischen Eingriff von höchster Bedeutung. Die intraoperative Sonographie ermöglicht ihre exakte Darstellung.

Der Chirurg, der bislang zur intraoperativen Exploration der Leber auf die Inspektion der Leberoberfläche und die Palpation beschränkt war, verfügt mit der intraoperativen Sonographie über eine zusätzliche Dimension, die Inspektion des Leberinneren. Die Leber wird durch die Sonographie „transparent". Es hat den Anschein, als ob die intraoperative Sonographie die Leberchirurgie ebenso revolutioniert wie die intraoperative Cholangiographie die Gallenwegschirurgie von einem halben Jahrhundert revolutioniert hat.

In der Gallenwegschirurgie spielt die intraoperative Sonographie eine Rolle neben der bewährten intraoperativen Cholangiographie. Die Vorteile jeder dieser Methoden gegenüber den anderen sind letztlich noch nicht bewiesen. Es scheint jedoch, als ob die intraoperative Sonographie ihren wesentlichen Vorteil in der Erkennung von intrahepatischen Gallenwegskonkrementen hat. Sie leistet jedoch auch einen Beitrag zur Chirurgie extrahepatischer Gallenwegskonkremente. Die Erfahrung mit der von den Chirurgen bereits akzeptierten und bewährten intraoperativen Cholangiographie spielt für den Vergleich der beiden Methoden sicherlich eine große Rolle.

Allgemein läßt sich festhalten, daß eine definitive Bilanz der intraoperativen Sonographie in der Chirurgie des Verdauungstraktes noch nicht möglich ist. Es ist zu hoffen, daß die Verbreitung der Methode zur Beantwortung der noch ungelösten Fragen beiträgt:

- Bedeutung der intraoperativen Sonographie in der Pankreaschirurgie und hier vor allem bei Pankreaskarzinomen und bei Pankreatitis.
- Bedeutung der intraoperativen Sonographie für die Chirurgie der portalen Hypertension.
- Praktische Konsequenzen der Darstellung einer oder mehrerer kleiner Lebermetastasen für die Chirurgie von Tumoren des Gastrointestinaltraktes, d. h. einerseits für das weitere intraoperative Vorgehen, andererseits für die Prognose. Die Beantwortung dieser letzten Frage wird ganz sicher die Entscheidung der Chirurgen wesentlich beeinflussen, ob die intraoperative Sonographie in der gastrointestinalen Chirurgie als Routineverfahren einzusetzen ist oder nicht.

Die vorliegende Arbeit stellt eine Einführung in diese neue, vielversprechende Technik dar. Der Stellenwert dieses Verfahrens in der Chirurgie der Gallenwege und des Verdauungstraktes wird sich erst in Zukunft mit der technischen Verbesserung der Geräte und größerer Erfahrung der Operateure mit dieser Methode herausstellen.